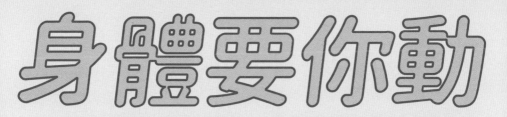

身體要你動

十項自我檢測和提升訓練，找回你該有的靈活與健康

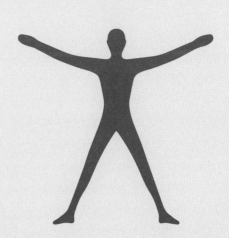

作者 凱利·史達雷、茱麗葉·史達雷
譯者 鄭勝得

BUILT TO MOVE
THE TEN ESSENTIAL HABITS
TO HELP YOU MOVE FREELY
AND LIVE FULLY KELLY STARRETT
& JULIET STARRETT

獻給兩個女兒
喬治雅（Georgia）與凱若琳（Caroline）

我動，所以我存在。

——村上春樹

＊翻譯說明：內文之按語為譯者所加。

目次

CONTENTS

前言

健康就是我們實現明確目標與祕密夢想的能力。

——「費登奎斯方法」創始人摩謝 · 費登奎斯
（MOSHÉ FELDENKRAIS）

INTRODUCTION

2000 年，我們來到智利參加在富塔萊烏富河（Futaleufú River）舉辦的世界泛舟錦標賽。雖然我們之前從未見過面，但兩人都曾是職業划艇運動員。這在美國是不尋常的職業，但在其他國家並不少見。雖然泛舟在美國被視為冷門運動，但在東歐、澳洲、紐西蘭與日本卻頗受歡迎，部分國家的團隊甚至由政府資助。

那一年，美國女子團隊由非常傑出的運動員組成，其中有些人是競賽常勝軍，部分人甚至是激流界的傳奇人物。男子團隊成員則稍嫌混雜，由一群渴求刺激的人組成，他們發現冒生命危險征服5 級激流（水道長而複雜，水流湍急）[1]，原來能賺到一些錢。

我們第一次注意到對方，是男子與女子隊成員都下到河邊首次訓

練時。這就是所謂的一見鍾情。在馬普切（Mapuche）原住民語言裡，「Futaleufú」的意思是「大河」。對於溪谷當地居民而言，該河名為 un paisaje pintado por Dios（西班牙語），也就是「上帝繪製的風景」。我們相遇的那一刻，彷彿命中注定，我們的生命從此改變。

當兩組人馬準備登艇時，我們開始閒聊，並以一種或許僅有划艇運動員能理解的方式嬉鬧，事後看來這預告了後來的意外。茱麗葉拉緊凱利的救生衣，他卻鬆開她的裝備，兩人用這種方式來取笑對方的安全「風格」。茱麗葉把救生衣穿得很緊，因為她和她的隊友一樣重實際（她拿下兩座激流泛舟世界冠軍與五項國家比賽冠軍絕非偶然）。如果掉進水裡而救生衣不夠緊的話，它會浮到頭上，換言之，身體無法浮起，救生衣無法發揮功效。但凱利這群男人習慣將救生衣穿得鬆鬆的，有點魯莽甚至狂妄，竟然把舒適看得比安全還重要。這不是好主意。

當兩隊將注意力轉向手邊任務（富塔萊烏富河翻騰、蔚藍的水流）時，救生衣調整便告一段落。我們各自上船並開始順流而下，朝著傳說中的蒙達卡激流（Mundaca rapid）前進。蒙達卡是一座巨大的滑道（chute），如同一部電梯，兩側高度堪比直立的校車，即便是經驗豐富的老手也會懼怕。當我們靠近時，女生隊停在岸邊，謹慎地研究激流，然後再嘗試。這是找尋最佳與最安全路線的方式。男生隊做了什麼呢？他們直接進入蒙達卡激流。我們稍早都從大約 800 公尺以外的地方察看此激流，他們以為這樣的觀察便已足夠。但這就像在遙遠的看台上評判好壞球一樣，看到的

---

1 【編注】國際河流難度分級（International Scale of River Difficulty）將水流由簡單至困難分為六級。

資訊毫無用處。

進入蒙達卡激流才兩秒，男生隊的橡皮艇就翻覆了。

5 級激流不僅水流湍急，底部還有洞會將你拉入可怕地獄。因此凱利翻船後，開始撞擊、起彈，然後被推入這條大河的深處。在此之前，他眼睜睜看著自己要價 400 美元的槳漂走。過程中他嘗試拉緊救生衣，希望它能幫助他漂浮在水面上。之後，女生隊的橡皮艇趕來救援，就像是超級英雄降落在遭攻擊的城市般。此時，茱麗葉對之前剛認識的男生伸出手，彷彿在說：「想活命的話，就跟我來。」

就浪漫的相遇情節來說，這是不錯的故事。值得一提的是，女生隊最終拿下第二名並拯救了男生隊，但這並不是我們告訴你這個故事的原因。我們那天學到的教訓是：絕對不能忽略基礎。無論你先前僥倖逃過了幾次，如果準備不足，你可能會發現自己身陷 5 級激流困境並丟失自己的槳（這是比喻，也可能是實際狀況）。

X X X

《身體要你動》是我們的救生衣，我們將它交給你，附上身體該如何做好準備以因應不同狀況的指引，這些狀況包括老化與受傷，或是文明生活（我們身處的世界傾向坐式生活、迷戀科技並仰賴咖啡因提神）帶來的生理痠痛。有了本書做為指南，你整理床鋪時不會再扭傷背部。長時間工作後從椅子起身時，再也不會感到身體無法挺直。你的肩膀能夠放鬆、體重減輕，且不易罹患糖尿病之類的疾病。你的脊椎將更穩固，你會更有精神，思緒更清晰。如果你是運動員或單純熱愛運動，你將變得更強壯、速度更快，肩膀或大腿後側肌群比較不會受傷，膝蓋疼痛也將消退。

換言之，你會打造出非常耐用的身體，而且方式出乎你意料之外。

為了方便你理解，請脫掉鞋子。你沒聽錯，請脫鞋。現在跟著指示做。

找一塊沒有雜物的空地，站立，一隻腳交叉放在另一隻腳前面。不要抓住任何東西（除非感覺非常不穩），曲膝將自己降到地板上，直到進入盤腿坐姿。現在，從兩腿交叉的姿勢起身，向前傾，雙手伸直在前以保持平衡，從地板上站起來。如果可以的話，不要用手或膝蓋撐地板，也不要使用其他支撐物。

你剛剛完成「坐下與起立」測試。你做得如何呢？如果表現不好的話，也不必擔心。電視不會播放政令宣導，告訴你必須練習從地板上起身與坐下。醫生從未提過這件事。健身教練有其他更重要的事要忙。但能夠不靠支撐坐下與起立是一種獨到的方式，可以判斷你是否擁有能自由行動的身體，能讓你感覺活力充沛，甚至能讓你活得更久。本書之後介紹的其他指標也具備相同功能，這些指標經常遭到大家忽視。

我們這麼早就介紹坐下與起立測試（第 34 頁將有更詳細討論），是因為我們想讓你思考一下「能從地板上起立與坐下」代表的涵義，也就是「活動度」。「活動度」這個詞彙有點特別，指涉的是一件非常美好的事物，也就是：所有元素合作無間，令你能夠自由輕鬆地在空間中與生活中活動。一切都同步，包括關節、肌肉、肌腱、韌帶、筋膜、神經、大腦與遍布全身的血管系統。本書裡的計畫（與我們畢生的工作）都是在協調這些運動元素構成的整體網路。善用這網路的力量將幫助你達到敏捷、輕鬆與迅速的步伐，同時消除限制、僵緊與疼痛。

此外，與你想像的不太一樣，培養良好活動度並不需要仰賴運動。不必做有氧運動或肌力訓練。相反地，僅憑一系列簡單活動，便能增強輕鬆自由移動的能力，而這個讓身體動起來的過程，也能改善所有身體系統（消化、循環、免疫與淋巴）。經常使用身體，這些基礎設施才不會流失。活動度也能讓身體為運動做好準備。但更重要的是，讓身體為生活做好準備。

✕ ✕ ✕

本書的組成很簡單：十項測試＋十項身體練習＝十種讓身體運作得更好的方法。我們引進多數人不曾聽過的健康元素，將這些元素整合成所有人都能以某種形式完成的計畫。就像你剛剛做的坐下與起立練習，這些測試是我們稱之為「生命徵象」的指標，能顯示你的移動能力、動作範圍，以及其他生活習慣是否有利於你的動作能力。你將發現一些事情，包括能否順暢地將雙臂高舉過頭、能否單腳取得平衡、每日微量營養素攝取量多寡，以及每晚睡眠時間長短。這些事物並不是傳統定義下的生命徵象，但我們認為收集這方面的健康資訊，與測量脈搏、血壓及膽固醇水平一樣重要。這些生命徵象提供了線索，了解為何身體會感到疼痛不適與疲勞，也能作為能否從傷病迅速復原的判斷依據，同時還能預測隨著年紀增長你能保持多少活動度。

你可以善用這些資訊找出有問題的生命徵象，然後利用相對應的身體練習加以改善，可能是一系列鬆動術，或是睡眠或飲食策略，也可能是各式活動的組合。我們將它們整合成一個簡單可行的計畫，任何人都可以做到。我們誠心地建議大家一定要照著做。我們投身健身領域很長時間，足以理解這十件事情非常重要，無論你是誰、如何過日子，這些都是基礎中的基礎。如果你是 30 多歲的人，平常不上健身房，大部分時間盯著電腦螢幕看，

這十件事對你來說很重要。如果你是鐵人三項運動員、CrossFit 愛好者、愛打高爾夫球的退休族，或是週末才有空出門遛狗的中年專業人士，對你來說也很重要。

首次受傷的 23 歲奧運級別登山車手與 68 歲關節磨損的嬰兒潮世代老奶奶，兩者似乎沒有任何共通之處，但其實他們都需要相同的基礎活動度保養（也就是因應、維持與強化人體生理狀態的方法）。也許你的目標是像海豹部隊一樣橫渡海峽或是挑戰紐約馬拉松。也許你只是想要長時間上網後能從辦公桌起身而不感到背痛，或是在草地上和兒孫一起翻滾。無論目標是哪一種，本書都能幫助你。請相信我們，這會讓你感覺良好。

在健康（以及生活）方面，大家經常因為各種細節被畫分到不同群體，包括年齡、活動水平、能力與個別疼痛部位等。本書旨在弭平這種分歧，因為所有人的身體都是為了能動而生！即便你熟悉並經常練習凱利著作《靈活如豹》裡介紹的進階鬆動術與動作技巧，仍然可以從本書學到許多東西。不論從事什麼額外活動（extracurricular activities，按：非日常活動，例如運動），做為人類，我們永遠都在對抗重力、科技滲透、食物混亂、壓力、睡眠干擾與不可避免的老化過程。

本書的功用是讓你為長遠的未來做好準備。在這些章節裡，你將讀到一些我們從體能表現傑出的人士那裡獲得的資訊。這些充滿智慧的心得非常實用有趣，但我們對於能從身體最耐用的人身上學到什麼東西更感興趣。我們想知道的，不是明星四分衛如何達到今日成就，而是一般人如何打造最耐用的身體。舉例來說，77歲的普通人為何可以一早出門鏟雪，然後和孫子玩雪橇一整天，最後卻沒有一絲疲態？你一定聽過那些邁入 50、60 歲的人說過

這樣的話：「唉呀，我感覺骨頭快散了。」為何有些同年齡的人還是好好的？是什麼因素讓他們能夠說出「嘿，我感覺和以前一樣有活力」之類的話？你將在本書介紹的十個生命徵象裡找到這些問題的答案。

當你還是二十多歲、三十多歲，甚至四十多歲時，很難想到長遠的未來。你不會想到自己是否會有摔倒的風險，或是年老行動不便可能拖累家人。但無論你現在年紀多大，無論你是處於「我才不擔心」的年輕組，或是來到開始擔憂年老生活的年齡，培養良好的動作習慣絕對值得。最棒的是，你立即就能獲得回報，未來也受益無窮。

× × ×

2010 年，我們創立了一家公司「MobilityWOD」（Workout of the Day，每日運動），並開始每天在 YouTube 平台上發布一部影片，內容都是關於活動度（正如公司名稱）。這對我們來說是再自然不過的事，因為我們前幾年的一切歷練，令我們了解「以與生俱來的方式使用身體」（僅少數人這麼做，職業運動員也不見得能做到）有多重要，這不僅能提升運動表現，也有助於提高生活品質。而且我們有一個很棒的體會：儘管我們兩人在家庭生活與白天事業兩邊奔波，但我們開始涉足健身領域，在舊金山自家後院主辦 CrossFit 風格的運動，後來還在城裡開設 CrossFit 分店。我們逐漸發現許多人在健身房勤奮操練卻毫無進展，或是帶著莫名痠痛前往凱利的物理治療所求救，這完全是因為他們不了解身體該如何動，加上忽視了基本活動度，這兩大因素阻礙了他們進步。許多人也養成應付忙碌行程的不良習慣，白天仰賴咖啡因提神，晚上使用酒精或安眠藥入眠。很快地，我們辭去其他工作並離開健身房，專注於健身界忽視的事物，那就是動作健康。

當我們 2010 年開始將這些 MobilityWOD 影片丟到網路上時，我們壓根沒想到會引發革命。在我們還沒有意識到之前，「活動度」已成為運動與健身專家口中的熱門用語。在口耳相傳下，我們接到全球各地民眾來電，他們渴望學習更多。很快地，MobilityWOD 變成我們現在的公司 The Ready State，我們開始舉辦動作與活動度講座，授課對象包括所有軍種、國家美式足球聯盟、國家籃球協會、美國職業棒球大聯盟與國家冰球聯盟的運動員與教練、奧運選手、大學校隊、《財星》500 大企業與個別執行長等數以千計的人。

但關於活動度，值得強調的是，它不僅能讓體能菁英或訓練資源豐富的人在場上表現出色，也能讓所有人都在場上表現出色，即便那是幾乎一動也不動地坐在椅子上玩《當個創世神》或《要塞英雄》。對於所有人來說，最大程度提高活動度的練習都一樣。這些練習可以讓菁英運動員更優秀，也能讓一般人更靈活、更有活力且免於疼痛困擾。而且最棒的是，你不必是運動員也可以將活動度練習融入生活中。

畢竟，我們並不是在談運動（再說一次）。運動對於你的心肺、肌肉、身體組成、情緒穩定等許多方面都有助益。你可能已經猜到，我們就是運動的忠實信徒。我們強烈建議大家規律運動，唯一要注意的是：請做你熱愛（或至少是喜歡）的運動。它可以是皮拉提斯、划船、跑步、游泳、跳倫巴舞、騎自行車、CrossFit、走路、瑜伽或重訓。什麼運動都可以，我們並不覺得哪一類型的運動特別好。相對於現在討論的主題（活動度）來說，運動是額外活動（第 285 頁有更多關於運動的討論）。以上列舉的運動都不能取代身體練習，也就是動用肌肉、組織、骨骼與關節進行簡單但關鍵的動作。運動也不能替代支持這些動作的日常作息。比

如說睡眠時間長短會影響你對於疼痛的感受，從而影響一天的活動量。隨著你繼續閱讀本書，你將發現一切都是密切相關的。

到此你可能已接收到我們想傳達的訊息，那就是：久坐是各種問題的起源，其中壽命減少是最糟糕的後果。但有人可能將此解讀成：如果我在健身房或家中飛輪上拚命踩踏一小時，便能夠克服久坐帶來的困境。我支持你健身，但這與全天以天生自然的方式活動身體不一樣。所謂的「動作」，指的是透過各種方式讓身體動起來，包括踏步、彎曲、蹲下、轉移身體重心、伸展、推拉，甚至是身體不自覺動來動去。這是一系列功能性動作的組合，令一切（從關節到消化系統）能夠正常運作。我們每天都以某種方式移動，但多數人動得太少或動的方式不對。

事實上，從大腦到全身各處，我們生來就要動，但原因可能和你想得不太一樣。充分證據顯示：人類之所以用雙腳行走，是因為我們的祖先需要狩獵與採集。我們的生存取決於動（現在仍是如此，如果你把從沙發起身與走到冰箱算在內）。但其他維持生命的過程也依賴活動。我們需要走動，因為這使得身體裡的一切得以流動。這是我們滋養所有組織、疏通阻塞與刺激身體排放廢物的方式。此外，我們生來就要與地面頻繁接觸。早期人類吃喝拉撒睡都在地板上，許多文化的人迄今仍這麼做。這或許解釋了為何他們年老時比一般美國人更活躍，以及西方國家的人為何更常出現關節疼痛，甚至需進行關節置換手術。

這並不代表，我們應該開始蹲在咖啡桌前吃飯或不再使用現代廁所設備。我們沒有理由對舊石器時代生活抱持浪漫想像，在那個時代你可能死於牙齦膿腫這類簡單病痛。但我們可以嘗試重新野化（rewilding），這個詞彙來自保育生物學，指的是「恢復與保護

自然過程」。與所有生態系統一樣，我們的身體天生便具備最佳功能。本書的一切旨在讓你恢復那種自然狀態，也就是「野化」。很顯然，我們都需要野化身體。大家都知道我們身處非常便利的社會：開車去健身房、食品雜貨由外送送達，觀看螢幕的時間也遠超過賈伯斯與比爾蓋茲所能想像。我們不讓身體有扛雜物的機會（這些重量有益於骨頭與組織），同時讓我們的脊椎、肩膀、髖部與膝蓋長時間處於不自然的姿勢。再強調一次，我們生來就是要以某種方式移動。如果不這樣做的話，就像是把一架飛機開到高速公路上，雖然會動，但毫無效率。但若將飛機帶到空中（原本用途），便會翱翔天際。

× × ×

美國疾病管制與預防中心指出，高達 73% 的美國成年人有過重問題[2]。另一個驚人數據來自喬治城大學健康政策研究所（Health Policy Institute at Georgetown University），6,500 萬名美國人回報近期曾背痛發作，約 1,600 萬成人患有長期背痛。此外，據全球健康協會（Global Wellness Institute）估計，健身業產值高達 8,680 億美元，且數據顯示我們運動的頻率來到歷史新高。這中間似乎存在極大落差。如果有這麼多人花錢上健身房、練瑜伽、騎自行車與購買跑鞋，為何美國仍有過重與疼痛問題呢？我們變得更胖、更容易生病、身體更痠痛、體能下滑，並進行更多關節置換手術。我們可以舉出更多例子。

我們將部分原因歸咎於健身界散發的訊息。如果你不是天生愛運動，或是你有生理限制，那麼健身界的建議可能令人卻步。許多

2　根據衛服部國健署 2017-2020 年國民營養健康調查，臺灣 19 歲以上過重（BMI≥24）的人口比例為 51%。

人最後什麼都不做，因為他們一頭栽進自己認為應該從事的運動，卻沒料到過程如此辛苦，然後心生厭惡或因傷退出。我們很榮幸地向你報告，全美各地的健身教練正向客戶介紹我們推廣的活動度練習，以協助他們的身體為訓練做好準備（這能讓訓練變得更輕鬆愉快）。然而，許多真正熱愛運動的人（甚至包括菁英運動員）仍然沒有領悟這個道理：維持健康不僅僅是在健身房或戶外進行一次艱苦訓練。如果你想知道自己的健身方案有多厲害，跑者可以參加騎自行車課程，游泳者可以練皮拉提斯，瑜伽愛好者可嘗試 CrossFit（反之亦然），看看你在不同運動是否都能靈活地動。如果你過度專精於自己擅長的運動，以至於我們交給你一個啞鈴並要求你做跨步蹲時，你表現得非常糟糕，那你的功能性真的沒那麼好。這難道不是所有人都想要的嗎？達到一定的功能性水平，讓我們能做任何想做與需要做的事。

很明顯，我們需要不同方法。我們認為此方法就是給你工具，讓你透過一系列相輔相成的練習，自行執行基礎動作保養。這個計畫就像是基地營。一旦你來到基地營，就可以攀登任何高峰。你想要為十公里或馬拉松賽事展開訓練？你想要騎自行車環繞其他國家？或許你的「高峰」目標是定期週末健行或早晨在家附近散步。無論你的目標是什麼（可能僅是完成日常事務、身體不受疼痛困擾），這就是你今日與未來的起點。現在培養的活動度，將令晚年過得更輕鬆，就像 401(k) 退休福利計畫一樣[3]。

過去十年來，我們讓數萬人遵循本書指引實作並取得絕佳成果。我們不僅僅口頭支持自己宣揚的觀點，也親身實踐這十項身體練

3　【編注】美國的退休金制度，在職期間提撥部分薪資，退休後支取。

習。因為職業的緣故，我們能夠接觸到各式工具、訓練計畫與設備，以及你能想到的各種先進健身技術。我們可以聯絡世界上最厲害、最知名的運動員並取得建議。資源豐富到令人難以抉擇。但本書的練習是我們的優先選擇，且每天都做。這是我們的起點，而坦白說，當生活變得混亂時（我們全職工作並且有兩個小孩，這種狀況經常發生），這是我們唯一能做到的。有時候，我們只能坐在地板上看電影（後面會解釋，為何這種看似被動的活動可增強活動度）、吃三種蔬菜，然後好好睡上一覺。

我們想表達的是：我們並不完美，也不指望你是。此信念已融入我們的計畫裡，一切都非常容易執行，你不必上健身房，也有許多方法可以完成計畫，詳見〈讓一切發揮功效：24小時活動安排〉（第275頁）。我們不會撒謊，說你不需要投入時間（不幸的是，你不能僅靠閱讀本書，就吸收了所有好處！）。如果有任何人告訴你維持良好健康不需要努力，不要相信他。絕對是需要的。但我們（做為將這些練習融入一天忙碌行程的代表）可以告訴你，投入的時間相當合理且可行，特別是若能將親友甚至一部分左鄰右舍拉進來，便能提升責任心與志同道合的感受。

無論你生活過得如何，本書的重點是讓你有意識地生活，而非努力達到不可能的標準。我們的目標是讓你更常離開座位，花幾分鐘單腳站立以改善平衡（不然刷牙時還能做什麼？），將烤花椰菜放進餐盤裡，戴上眼罩幫助入眠。多走路。看電視時坐在地板上。提升髖部、肩膀與脊椎的活動度。如果你有一陣子沒做這些事情，重新開始即可。讓它們成為你的地基，確保終生健康的基石。讓它們幫助你輕鬆順利地生活，就像你天生就是要動似的。因為事實就是如此！

本書重點

- 理解動作範圍、身體姿勢如何影響健康、動作靈活度與疼痛（以及無痛）。

- 提供可測量與可重複的診斷工具，幫助你評估目前狀態、未來目標與達成目標的方法。

- 減少僵緊與緩解疼痛的鬆動術技術。

- 了解你坐下、站立與走路的頻率，以及這些為何重要。

- 如何打造環境以培養健康習慣的建議。

- 改善睡眠的策略。

- 如何輕鬆地將更多微量營養素與蛋白質加入飲食，以及說明哪些食物你認為需要吃但其實不應該吃。

- 了解如何利用呼吸提升活動度、整體健康與紓解壓力。

- 針對軟組織問題的急救方法。如果有什麼地方疼痛的話，你該如何做？

- 充分了解如何對自己執行基礎身體保養。

- 介紹一套身體練習的技巧與方法，幫助你改善健康與打造更耐用的身體。

如何使用本書

我們將本書內容簡單歸納成「十項測試＋十項身體練習＝十種讓身體運作得更好的方法」。如果你對這樣的標語感到興奮與害怕，我們不會怪你。畢竟，誰不想要身體運作得更好呢？這肯定是所有人的願望。但你可能會問：誰有能力將這十件新事務融入生活呢？答案就是你。我們將向你展示如何做到。

首先，我們應該澄清一下，十件事裡有許多僅是微調你已在做的事情，而非將全新活動硬塞到日常行程裡。你平常就會坐著、吃東西、睡覺、站立、呼吸與行走，我們只是告訴你如何稍微調整一下。當然還是會有一些新事物，主要是鬆動術，但並不困難，絕對可以輕鬆融入繁忙的行程裡。如前所述，我們自己並不追求完美，只要盡力就好，有空就做，對你的要求也一樣。

本書專注於身體，但始於心靈。我們希望你對自己的日常習慣有不同想法，找機會多活動（原先覺得不可能的時機）並重新思考健康的定義。我們再強調一次，你可以每天早上瘋狂運動一小時，雖然這能提升心肺健康，但這並不意味著可以放任一天其餘時間久坐，然後以為這樣很健康。多年來，我們多數人一直接收到的訊息是：如果每週勤奮運動數次，就足以照顧好身體。投入

運動的時間與努力並不會浪費（正好相反），但身體在其他時間也需要活動。坐少站多時，身體也會受益。

接著是平衡。除了害怕跌倒可能帶來嚴重後果的老人外，誰會特別思考平衡？但不論年齡，所有人都該思考此事，原因有二。首先是「常態事故理論」（Normal Accident Theory），此理論主張：在所有複雜的系統裡，意外總是會發生。我們生活在複雜的世界，人行道很濕滑、自行車路面顛簸、你的另一半可能將鞋亂丟至地板中間。換言之，不需要達到一定年齡也會有跌倒的風險。其次，我們就算還沒達到「某個年齡」，也不斷朝那個方向邁進。改善平衡與活動度的其他面向，就像是把錢存進銀行，以因應未來任何突發狀況。

請處理眼前的問題。如果你有疼痛困擾或特定部位的活動度受限，我們介紹的鬆動術能幫助你解決各種困擾。當然不是全部的骨科與軟組織問題，這些內容過於龐雜，遠超出本書範疇。但這些龐大的資訊確實存在！如果你在本書找不到解決辦法，建議你造訪我們的網站 thereadystate.com。

最後，讓我們談談測試。請記住一件事：我們的身體不斷在變化。根據每天活動內容，你的動作範圍可能改變。本書中的所有測試都是診斷工具，讓你評估自己的狀態並告訴你需要注意的地方，就這麼簡單。測試不是用來做價值判斷的。生活中有太多事情會發生，像是家庭壓力、工作任務等。運動員也可能遇上過度訓練。生活的變數總是很多。動作範圍、睡眠與飲食習慣以及呼吸方式，每一項都像是信用分數，雖然穩定，但也可能突然變化。今天狀況不錯，明天可能需要調整一下。請將這些生命徵象當成首選的監測工具（就像健檢，只是頻率更高，而且無需等候），

這可以幫助你了解自己需要哪些調整。一旦意識到問題存在，解決問題就變得輕而易舉了。

X X X

展開此計畫的方法眾多。值得一提的是，書中生命徵象的排列並不是按照重要性，而是根據我們的經驗法則，希望幫助你順利地適應新行為。事實上，你可以按照自己喜歡的順序，一次全部執行或分批進行皆可。有些人可能想要完整地閱讀本書、接受每一項測試，然後在過程中逐步做身體練習。你可以在很短的時間內展開全新的生活方式。這是可行的，但並不是唯一的方式。根據自己能多快速適應變化，逐漸將這些練習融入生活，這不僅可行，或許也是更實際的作法。我們在本書後面將提供一些範例，示範如何將身體練習融入日常生活（詳見第 275 頁），但你也可以自行決定要如何做。讓需求與興趣引導你，協助你決定首先要做哪項練習，還有以何種速度逐步加入其他項目。你也可以根據一天的行程來安插鬆動術。

看完十項身體練習的列表後，你可能發現自己早就做到其中幾項。也許你每天攝取超過 800 公克的蔬果，或是每晚睡滿八小時。或許你的立式辦公桌能避免你大部分時間坐著。接受所有測試，你將知道自己所處的位置以及需要前進的方向。

提醒你一點：輕鬆通過測試（特別是活動度測試），並不代表你可以全然忽視這項生命徵象。我們知道這聽起來有點嚴格。但無可否認，所有技能或水平都需要練習才能維持（但你付出的努力可能比從頭開始的人還要少）。舉例來說，如果你已經能做到全深蹲並維持此姿勢呼吸五次，就不需要再做坐下與起立練習（旨在幫助你進階到全深蹲）。但你每週仍得花時間全深蹲幾次。最

終目標是將你所需的所有身體練習都融入生活。如何做到這一點沒有硬性規定，請選擇能幫助你成功的方式。

那什麼叫做成功呢？首先，與還沒執行本書練習前相比，你的感覺明顯變好。其次，你所採納的每一項改變都成為習慣，無需多想就能做到。第三，所謂的成功，是你多年後能自豪地說「我依然活躍與健康，是因為我經常以正確方式活動我的身體」。此外，值得一提的是，你隨時都能成功。只要願意開始，永遠都不嫌晚（必要的話，也可以重新開始）。

在接受生命徵象測試與採取行動改善的過程中，你將更了解自己。你會發現自己擁有的力量超乎你的認知。這些力量讓你免於疼痛、提高你在每項任務的表現，並年復一年地維持耐用的身體與良好的健康。

名詞解釋

雖然我們希望少用健身專業術語與詞彙，但有時仍需用正確名稱描述事物，即便它們對一般人來說有些陌生。以下是本書提及的術語以及我們所下的定義。

動作範圍（range of motion）：請看著你的一隻手，現在屈曲腕關節，令手背朝前臂外側彎，再反向使手掌朝前臂內側彎。這動作展示了你腕關節的動作範圍。與手腕相同，身體每個關節都能朝動作範圍末端移動一定的距離。每個關節還能以不同方向伸展與彎曲，有些甚至可以多個方向移動。

擁有完整的動作範圍，意味著可以讓關節以自身所有可能的方式移動。我們天生具備絕佳的動作範圍，但現代生活的日常活動與多數運動（特別是你專注於某類型運動）沒有給你太多機會使用。在一般生活裡，我們多數人僅讓關節達到一小部分動作範圍，儘管我們有能力也有必要做得更多。正如同沒有運動的肌肉會失去力量，移動方向受限的關節會失去完整的動作範圍，也就是古老的法則——「用進廢退」。

末端（end range）：關節動作範圍的最末端。

屈曲與伸展（flexion and extension）：身體部位會以不同方式移動，但本書會不斷提及這兩種基本動作。屈曲是使身體部位之間角度變小的動作，就像彎腰。伸展則是使身體部位之間的角度變大的動作，就像伸直手肘或腿往身後伸。

鬆動術（mobilizations）：身體會適應每天的固定姿勢。比方說，若你整天坐在椅子上或花很多時間開車，髖關節動作範圍將縮小，關節變得僵緊。鬆動技術旨在抵消這種單一姿勢與缺乏活動的後果。鬆動術不是強化肌力的運動。相反地，鬆動術的厲害之處在於將關節帶到不同位置，鬆開遭到壓迫的軟組織（皮膚、神經、肌肉與肌腱），並重塑新的動作模式。鬆動術也涉及大腦，讓它知道你可以安全地做到某個姿勢。當你嘗試以某些方式活動時，大腦便不會出來踩煞車。呼吸以及肌肉收縮與放鬆也是鬆動術的一部分。鬆動術是一種系統性的方法，有助於解決肌肉僵緊與關節受限（引發疼痛與傷害身體自然柔軟度的元凶）。鬆動術有時會用到一些工具（不會太複雜，詳見本章後頭），但通常僅需要躺著或抬腿即可。

做過靜態伸展（在某個位置停留一分鐘左右的伸展）的話，可能會覺得本書許多鬆動術有點眼熟。但鬆動術與傳統伸展不一樣。伸展通常針對身體動作系統的其中一部分（肌肉），並透過被動張力發揮效果。相較之下，鬆動術涉及身體多個系統（不僅是肌肉），包括結締組織、關節與神經系統。因此，伸展僅能改善一部分活動度，鬆動術則可以做得更多（更多關於伸展的討論，詳見第 28 頁）。

收縮與放鬆 （contract/relax）：本書裡的多數鬆動術採用一種名為「收縮與放鬆」的技術，意思是收縮肌肉（另一種表達方式是繃緊），然後放鬆。通常會收縮幾秒鐘，然後放鬆幾秒鐘，並按照建議時間重複這個動作。此技術源於一種稱為「本體感覺神經肌肉促進術」（proprioceptive neuromuscular facilitation, pnf）的物理治療法，概念是訓練大腦如何在特定位置控制肌肉。

肌肉與關節處於動作範圍末端時（許多鬆動術都得如此做以恢復動作範圍），能施展的力量較小。試想一下，手裡拿著重物時，手臂完全伸展（也就是末端）會比起手臂彎曲更辛苦。但有時你仍需以完全伸展的姿勢拿東西，例如將裝滿水的義大利麵鍋從水槽移至爐灶。這就是收縮與放鬆技術發揮作用的地方。它告訴你的大腦：處於某個位置不會有任何問題，並允許你徵召所需肌肉以輕鬆安全地完成任務。收縮與放鬆也可用於自我舒緩，並讓疼痛區域不那麼敏感（詳見第 196 頁）。

等長運動（isometrics）：肌肉收縮但沒動到關節的運動。在咖啡店排隊時收緊臀肌就是等長運動。

負荷（loading）：這大致上與你想的一樣：增加重量以提高對於身體的重力負荷。你通常聽到「負荷」這個詞彙用在肌力訓練：舉起的啞鈴就是負荷。但在健身房以外的生活，還有許多方式對身體施加負荷，例如提起雜貨與箱子等重物或抱小孩。另一個範例是，背著裝有書本或罐頭的背包散步（負重行走，詳見第 127 頁）。你重複通常僅做一次的事，也是負荷（即便沒增加重量）。因此，從椅子起身與坐下十次也是一種負荷。增加速度則是另一種形式。快步行走或奔跑就是在施加負荷。上坡或爬樓梯也是。

負荷的目的是引發正面適應反應。這不僅影響肌肉與周圍組織，對於骨骼也有效果。骨骼需要負荷刺激，以產生名為「重塑」的過程。在我們的一生中，骨細胞不斷分解並被新細胞取代（這就是重塑，對於維持骨骼健康非常重要）。但此過程需要某些觸發因素，負荷便是其中一項。

系統支持（system support）：活動度有賴支持系統。如果你的組織沒有得到營養與休息，且你無法在特定姿勢維持正確呼吸，那身體就算進行所有動作範圍的運動且每天行走三十萬步，也無法得到太大效益。我們經常陷入這樣的迷思：僅靠多動就能改善活動能力。但活動能力與背後的支持無法分開。營養、睡眠與呼吸是支持基礎活動的日常重要實踐。

你可能會有的疑問

我們預期你會有一些問題想問，所以直接在這邊先回答。

我仍需要伸展嗎？

雖然我們先前稍微提到伸展，但這值得進一步解釋，因為伸展已成為健身界熱門話題。伸展經常被提及，但真的有人在做嗎？我們的觀察是沒有。我們也發現大家通常會持續做有效的事，但多數人並不會做伸展。原因是伸展沒有效嗎？沒錯。

伸展的作用是讓大肌群有張力。雙腳交叉，彎曲雙腿，並嘗試用手摸地板，你會感覺到大腿後側肌群非常緊繃，這就是伸展。不幸的是，許多人認為他們應該伸展，因為這可以迫使肌肉產生變化，但實際上這種情況不太可能發生。如果你坐在地板上並將上半身前傾（按：即坐姿體前彎）很長一段時間，或許五分鐘，你可能會感覺大腿後側肌群沒那麼僵緊，但沒有人會維持一個姿勢五分鐘。15~20 秒是比較合理的時間。在大多數情況下，靜態拉伸肌肉實際上沒有太大效果，而且絕對無法改善動作範圍。想改善動作範圍，涉及的不僅是肌肉，還得讓筋膜（環繞肌肉的結締組織）、關節、神經系統、大腦與呼吸參與其中。

這就是鬆動術和伸展的差別。進行鬆動時（此動作令關節朝著身體認定的動作範圍末端移動），實際上是在告訴你的身體：「你看，我可以在這裡停留，我有在呼吸，沒事的。」這是一種暴露療法，向大腦發出訊號，告訴它以這種方式使用身體是安全的。你不僅僅是拉扯組織並希望造成改變，同時也讓大腦參與其中，這就是發生變化的關鍵。當大腦與身體逐漸習慣這個位置，真正需要時便能安全地移動到這裡，例如跨大步趕約會、追逐幼兒，或是鐵人三項最後五十公尺衝刺等，這些都需要擴大動作範圍。

伸展沒什麼問題，並不會造成傷害，而且有時候感覺很棒。但從成本效益的觀點來看，伸展的效果不佳，因為並未涵蓋動作系統所有層面。喜歡的話可以做伸展無妨。但若想減緩疼痛、更靈活地移動，並更快地從身體壓力（例如行走蜿蜒山路或一天內搬運衣物上下樓十次）中恢復，鬆動術（而非伸展）才是有效的方法。

鬆動時會痛怎麼辦？

許多人覺得運動很不舒服，所以放棄。他們不喜歡大口呼吸、肌肉承受壓力，以及運動後的痠痛（雖然有些人享受上述一切）。我們不認為鬆動術是運動（從傳統定義來看），因為不會產生徒手或重量訓練時的那種呼吸加快或肌肉壓力。然而，執行鬆動術時可能會感覺有點不舒服（無論有無使用工具），甚至鬆動後肌肉會有點痠痛。這並不表示你做錯了，或是要疼痛才有效果。鬆動術的重點是讓身體進入先前遭忽視的姿勢、擺脫僵緊，因此你可能感覺到身體給予一些回饋。你不應該感到劇烈疼痛（這是警告訊號），但些許不適甚至後續肌肉痠痛是可以接受的。

話雖如此，鬆動術能以不同強度執行，而你可以掌握力道。如果你使用球或滾筒等工具，而你的組織對於這樣的壓力非常敏感，那恭喜你了，因為你發現了一個可透過鬆動術改善的區域。針對大肌群，我們建議每邊進行四～五分鐘的鬆動。多數人的大腿後側肌群與臀肌能忍受更大壓力，但股四頭肌與大腿內側較為敏感。一些世界上最優秀的運動團隊（如中國奧運舉重隊與泰拳選手）甚至雇用專人站在運動員的股四頭肌上，來回走動按摩。他們經常抱怨力道不夠大！我們一般人可以透過增加按壓力道來增加強度。如果處於屈曲或伸展的位置，則可以把姿勢做得更深，或者經由反向操作來降低強度。請做你覺得合適的事！

此外也可考慮「自由發揮」。一旦學會了在軟組織上使用工具鬆動的基本知識（你將在本書各處的軟組織鬆動術學到），便可在使用球或滾筒時發揮創意，用在身體需要加強的地方。假設你用滾筒按壓大腿後側肌群上方位置，一切都好好的，然後把滾筒位置往下移動五公分，卻痛到無法呼吸。請持續輕微地施加壓力，因為這是身體的正面回饋，告訴你「這裡需要加強」。

請記住：執行任何鬆動術時，呼吸應該還是順暢的。呼吸是絕佳的天然「強度量尺」。請聆聽自己的身體，這是最好的指標。

執行鬆動術的最佳時機？

簡單的回答是：只要有空都可以做。將鬆動術安插在一天什麼時間並不重要，重點是有在做。根據個人經驗，我們可以告訴你：每個人適合的時間都不一樣。凱利通常在晚上執行鬆動術，他發現這時間不錯，因為可以邊看電視邊做，而且沒有其他事情會打擾他。使用滾筒或球進行鬆動的另一個好處是，可以觸發副交感神經系統，令身體放鬆，進而幫助你更快入睡。相反地，習慣早起的茱麗葉將鬆動術安排在早上運動時間，作為收操的一部分。如果你是那種早晨五點就起床冥想與寫日記的人（或僅是想在回覆電郵或孩子開始吵鬧前享受片刻寧靜），早上起床第一件事就做鬆動術可能最適合你。

運動前是否該用鬆動術來暖身呢？如果你有特定想改善的地方，那當然沒問題。比方說，前一天跑步若感覺速度緩慢，提高髖部活動度或許會有幫助，或是你的小腿抽筋需要一些按壓。但將暖身時間用於提高身體溫度與流汗或許是更好的作法（關於運動前

暖身的討論，詳見第 207 頁）。

在「24 小時活動安排」與「21 天動起來挑戰」（詳見第 275 頁）裡，我們將提供一些具體模板，幫助你將本書的所有身體練習融入日常生活。你現在只需要知道，每天花費約 10 分鐘進行鬆動術就夠了。如果你能投入更多時間，當然更好，但所有人都有 10 分鐘時間，所以沒有任何藉口。簡單算一下，每天花 10 分鐘，一週就有 70 分鐘，一個月約 280 分鐘，一年總計 3,650 分鐘。積少成多，你花在照顧自己身體的時間累積起來十分驚人，而且不會占用你的行程太多時間。

每天都要做全部鬆動術嗎？

不需要。當你讀到「21 天動起來挑戰」（第 276 頁）時，你會發現可根據情況將這些鬆動術分散並混搭。我們建議每天至少做一項鬆動術，當然越多越好。和其他事物一樣，你付出多少就得到多少。

你需要的一些工具

本書裡的部分鬆動術需要用到器材，其中大部分是簡單工具且價格不貴。如果你沒有這些工具的話，可以用家裡現有的東西改良。以下是工具列表：

袋棍球：這些球非常扎實，可以深度按壓組織，幫助「鬆開沾黏」。網球雖然比較軟，也能發揮類似效果。

泡棉滾筒：這些圓柱形管子通常用於自我按摩，任何販賣運動器材的商家都有賣。如果家裡沒有，可以用擀麵棍代替。

彈力帶：可以協助你穩定關節。也可使用任何種類的帶子、腰帶、毛巾或 T 恤。

PVC 塑膠管或掃帚柄：無論用哪一種，長度至少要 90~120 公分。

在你開始之前

我們兩人在學校花了很多時間，但我們對於學習新事物從未感到厭倦，特別是關於如何維持健康、打造耐用身體與保持活躍的資訊。我們透過本書將部分所學傳授給你，但你在本書獲得最重要與最有趣的知識是：更加認識自己。本書的核心重點就是自我探索。你能以自己需要的方式活動嗎？你的飲食真的健康嗎？你的睡眠時間是否足夠？你的身體能做哪些超越你想像的事情？你感到疼痛的原因和你想的一樣嗎？讀完本書後，你將更了解自己，我們迫不及待想聽聽你的發現。

1

從地板起立與坐下

評估：坐下與起立測試
身體練習：地板坐姿與鬆動術

VITAL SIGN 1

從地板起立與坐下的能力可以推知你的壽命長短嗎？巴西與美國研究團隊認為兩者存在關聯，並以此做為研究題目。最終在《歐洲預防心臟病學期刊》（*European Journal of Preventive Cardiology*）2014年刊登的共同研究裡，研究人員針對 2,002 名年齡 51~80 歲的男性與女性進行坐下與起立測試（也就是本書前言介紹過的測試，我們現在要求你再測一次）。之後，這群科學家就去忙自己的研究事務，六年後才回來檢視這群人狀況。

在這六年期間，共有 179 名（近 8%）受試者去世。分析研究數據後，研究人員發現，需要支撐才能起立與坐下的人，死亡風險較高。相反地，受試者在這項測試的分數越高，存活機率就越大。你可能會覺得，「嗯，這很正常吧。死者大概很老，而老人本來

就沒那麼靈活，他們跌倒後可能無法起身，接著發生一連串不幸的事。我沒那麼老（或是我年紀雖然大，卻還很強壯），應該不用擔心類似的事發生在我身上。」但這等於錯失重點。巴西與美國研究人員的結論是：測試表現良好的人擁有更好的活動度，有更好的活動度就比較不會跌倒，整體健康狀況也比較好。這意味著，無論你是否擔心跌倒，輕鬆坐下與起立的能力都反映你的健康狀況（而且老實說，任何年齡的人都可能跌倒，因此別低估能夠起身的重要性）。如果你能以各種方式起立與坐下，不需輔助或僅需少許輔助，那就表示你的身體非常穩定、靈活、有效率。換言之，這些身體特質能幫助你遠離疼痛、感覺更有活力，而且能夠投入自己喜歡的所有活動。這是各年齡層的人都可以追求的目標。

我們之所以喜歡坐下與起立測試，並將之納入十項練習，是因為它能夠揭露你看不見的問題。你每天都用習慣動作度過一整天，想都不想，以僵固的方式使用身體。但你的身體究竟能做什麼？不能做什麼？哪些方面可以改進？除非你仔細觀察，否則根本不會知道。透過評估這個生命徵象，你將更了解自己的身體，並為正面改變打下基礎。

評估：坐下與起立測試

此測試的首要目標，是判斷髖關節的動作範圍是否良好，同時也測量你的腿部與核心肌力，以及平衡與協調的能力，這些特質幫助你從地板上起立與坐下，無需輔助。這些元素加起來，你就能夠順暢地移動，且在必要時——在你必須快走或奔跑、迅速彎腰撿東西、直奔上樓、在姊姊婚禮上跳舞時，都能加快速度，你的

身體將感覺更自由，比較不會有僵緊的關節與肌肉帶來的阻力。

在你展開測試前，請記住一些事情。如果不需輔助便能直接坐下並從盤腿坐姿起身，那你可以獲得金色星星一枚，這代表你具備基本的髖部柔軟度。但藉助支撐也可以。將一隻手（或兩隻手）放在地上，身體前傾碰到膝蓋以支撐自己，甚至也可以抓住沙發椅背。只要能起身就很厲害。在這項測試表現不佳或失敗，不需要覺得丟臉。從地板上起立並不是每天會做的事，所以為何要期待自己表現得很好呢？但你一定可以逐漸進步。在測出分數後，我們將告訴你如何改善。因此請接受測試，看看自己表現如何。

事前準備

穿著寬鬆衣物，脫掉鞋子。在地板上找一塊沒有雜物的區域。

測試

如果你覺得需要輔助的話，可以站在牆壁或穩固的家具旁邊。一開始，站著的一條腿交叉放在另一條腿前面，往地板坐下，直到進入盤腿坐姿，過程不要抓任何東西（除非感到非常不穩）。然後，從這個兩腿交叉的姿勢起身，如果可以的話，不要用手或膝蓋撐地板，也不要使用其他支撐物。告訴你一個祕訣：向前傾時，雙手向前伸直可以幫助平衡。

解讀結果

從 10 分開始，出現以下任一問題或情況就扣 1 分。

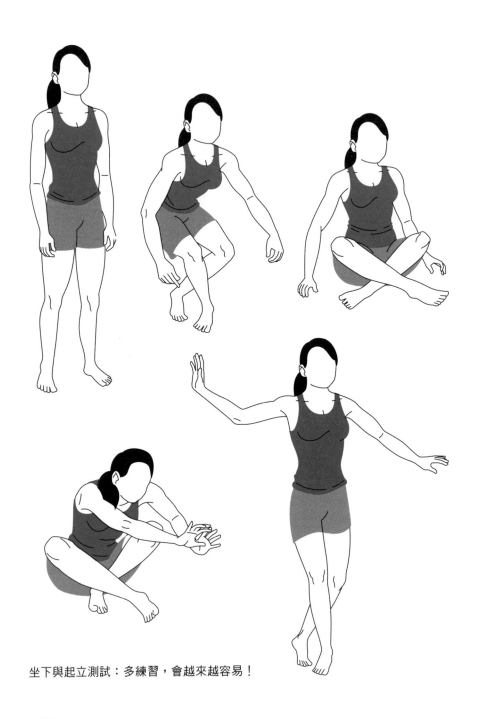

坐下與起立測試：多練習，會越來越容易！

- 一隻手撐在牆壁或其他堅固表面
- 一隻手放在地板上
- 膝蓋碰到地板
- 用腿的側面支撐自己
- 失去平衡

無論分數是好是壞，都請當成基準點：你可以藉此評估你的能力，如果需要改進（幾乎所有人都需要），也用這個分數來評估進展。無論你的年齡或體形為何，努力朝 10 分邁進。你的最終目標應該是不用任何支撐物就能從地板上起立與坐下，就這麼簡單。如果你的分數低於 10 分，是否意味著你失敗了？絕非如此。所有人（包括我們在內）依然喜歡你。採用我們建議的練習而逐漸提高分數確實值得稱讚，但請持續練習直到取得 10 分為止。

此外，無論你的分數是高是低，改進或維持的處方都一樣。你可能會覺得有些上當（以為分數越高應該可以練得越少），但無論你的目標是改進或維持現況，有助於提升活動度的坐地板訓練與鬆動術都是你每天必須做的身體練習。再次強調，這些分數僅是用來幫助你了解自己目前狀況。以下是分數代表的涵義。

10 分—最高黃金標準。你的髖關節動作範圍顯然很好，而且也具備其他維持活動度的重要特質。但切勿因此自滿，請繼續練習以維持此技能。

7~9 分—恭喜你，這個分數很不錯。僅需要多一點練習（可能是增進維持平衡的能力或增加髖部柔軟度），你就能達到 10 分。

3~6 分—你正朝著正確方向前進，但進步空間仍很大。請將此身體練習列為優先要務，有助於改善髖關節動作範圍。

0~2 分—對你而言，從地板上起立與坐下顯然非常困難，甚至不可能做到。請不要氣餒。熟能生巧，你絕對可以透過練習做到。在沒有任何輔助下起身，靠的是一些腿部與軀幹的控制能力，以及平衡感與髖關節的動作範圍。你可以透過經常練習起立與坐下，並執行特定鬆動術來培養這些能力。

何時該重新測試？

每次你坐在地板上時（理想情況是每一天）都可以再次測試，看看自己是否有進步。

坐地板的好處，
或如何（與為何要）提升你的坐立分數

舊金山的奧林匹克俱樂部（Olympic Club）是一家高級私人運動會館，創立於 1860 年。他們的會員可以在大型吊燈下用餐、在修剪整齊的高爾夫球場打球，並在一座歷史悠久、有玻璃圓頂的泳館游泳。這是一個非常時髦的地方。因此，當我們在這裡舉辦活動度講座並告訴來賓坐在地板時，大家浮現困惑的表情並不令人意外。事實上，他們毫無選擇，因為我們已清空所有椅子。

這些與會人士無疑期待聽到一些關於特殊伸展或等長收縮的資訊，或是海豹部隊成員才會知道的鬆動技巧，但得到的卻是要求他們像幼兒一樣盤腿坐的指令。我們看著他們不自在地扭動。

我們那天在奧林匹克俱樂部想表達的重點是，坐地板（如果你常

坐的話）能幫助你更熟練地坐下，然後再站起來，過程不需要任何支撐。另一個好處是，這可以部分抵消身體日復一日久坐（坐在椅子上、沙發或開車，也就是讓身體一直處於直角的坐姿）採取代償姿勢的影響（有時候甚至引發疼痛）。我們的身體天生就是用來坐地板的，因此當你每天花一些時間坐在漂亮的鑲木地板或絨毛地毯上時，你正在協助「野化」你的髖關節。坐在地板上可以恢復髖關節的動作範圍，這不僅使得起身與坐下變得更容易，也有助於修復久坐引發的肌肉骨骼問題。讓我們為你進一步解釋如下。

椅子的危害

孩童能以各種姿勢在地板上坐好幾個小時，這對他們說來一點都不難。同樣的，小孩也非常熟悉相關技能，也就是從地板上站起來。這個動作對於兒童來說非常基本，以至於我們根本沒注意到他們一直在做這件事。但當你仔細觀察幼兒（如同紐約大學兒童發展心理學家在 2012 年的研究），你很快便會發現他們是如此輕鬆且頻繁地起身與坐下。研究人員發現，12~19 個月大的幼兒每小時平均摔倒 17 次。這些勇敢的幼兒每小時走了超過 2,000 步，這意味著他們也要起身 17 次。幸運的是，成年人不必如此頻繁起身與坐下，但我們是可以做到的。我們擁有舒服坐在地板上與輕鬆起身的能力。

為什麼多數人失去了這基本能力呢？這一切都歸咎於一個簡單物件，那就是椅子。坐在椅子與其他物體上至少可追溯至一萬兩千年前的新石器時代。古埃及人經常使用椅子，椅子甚至成為法老圖坦卡門的陪葬品。但正如克蘭茲（Galen Cranz）在她的著作《椅子：重新思考文化、身體與設計》（*The Chair: Rethinking Culture, Body, and Design*）裡所說：部分文化十分抗拒西方流行的椅子，至今依然如此。身為加州大學柏克萊分校建築系教授的克蘭茲寫道，全球僅三分之一到二分之一的人採取直角坐姿。她指出，非西方國家的民眾可能蹲著等公車、跪坐吃飯或是盤腿寫信。這或許能解釋，為何中國人（只是其一範例）髖關節發炎疼痛的發作率比起西方人低了 80~90%。以自然方式使用，能維持髖關節健康並遠離疼痛。

其中，盤腿坐姿特別受到非西方文化的喜愛。人類學家休斯（Gordon Hewes）針對全球不同姿勢的調查顯示，盤腿坐姿是北非、中東與東南亞（印度與印尼）區域的主要坐姿，在中亞許多地方、韓國、日本、密克羅尼西亞與玻里尼西亞也經常看到。休斯研究的時代為 1950 年代晚期，但他發現的文化差異迄今依然存在。克蘭茲表示，「可以確定的是，我們（西方人）坐椅子的習慣是被創造、修正、培養、改造與推廣出來的，是基於社會性（而非基因遺傳、身體構造或是廣泛生理因素）需求而產生。」

換言之，當你在交通監理站等待叫號時，想坐椅子的衝動是出於習慣而非天性使然。我們不應該整天固定在坐椅子的姿勢，事實上這個習慣很容易改。一旦你開始坐地板並更常站著（生命徵象9），你會感覺這是很自然的事，而且渴望這麼做。

想要知道為何久坐會影響生理，必須具備一些解剖學知識。我們保證不會把內容搞得太複雜，但了解一些身體運作的方式，有助於理解為何我們要你改變。

當你坐在椅子上時，上半身重量大部分壓在大腿後側肌群（大腿後方跨越膝部與髖部的大肌群與結締組織）與股骨（大腿骨）。

股骨藉由髖關節窩（hip socket）連到你的骨盆（脊椎底部的大骨骼結構）。股骨頂端就像小球一般，完美地嵌入髖關節窩。股骨與骨盆之間的連接非常重要，因為這創造了整個身體的穩定性。而絕佳穩定性能讓你的身體發揮最佳功能。缺乏穩定性的骨盆與腿部連結可能引發一系列問題，包括背部與膝蓋疼痛等。所有人都需要穩定性。

我們的身體在生命早期階段就開始建立股骨與骨盆之間的穩定性。事實上，這就是我們不希望嬰兒跳過爬行直接進入走路階段的原因之一（更早開始走路並不代表「你的小孩贏在起跑點」）。爬行令股骨承受重量，為髖部日後發育奠定基礎。

作為成年人，你依然希望骨盆與股骨合作無間以創造穩定性。但當你採取傳統直立坐姿時（且生活中絕大多數時間被迫直挺坐著），股骨最終只會處於一個位置，而這個位置對於強化穩定性來說並不理想。

缺乏這種穩定性會發生什麼事呢？答案是身體會以另一種方式解決此問題，通常是徵召背部和腿部的長條肌肉來防止身體往各方向移動。我們將這些肌肉稱為「四騎士」，也就是腰肌（psoas）、髂肌（iliacus）、腰方肌（quadratus lumborum）與股直肌（rectus femoris）。當你長時間坐著時，這些肌肉會持續用力，並帶來不良影響。這些肌肉繃緊以維持身體穩定，而你的大腦已習慣指揮它們這麼做。當你站起來時，它們依然繃緊、拉扯你的脊椎並造成不適。當你久坐後起身時，背部是否經常感到僵緊與疼痛呢？

你的膝蓋也可能疼痛。物理治療師用「電影院症狀」（theater sign）一詞來描述久坐椅子引發的膝蓋疼痛問題。股直肌（跨過

膝蓋骨的髖屈肌之一）試圖支撐你而變得僵緊與敏感易痛。

久坐的另一個壞處是，你的骨骼無法以正確方式「承受負荷」。如果你還記得第 27 頁的內容，負荷（將重量施加於身體某個部位）會刺激骨骼與肌肉展開分解再重建的正常循環。骨盆底部負責承重的區域稱為「坐骨粗隆」（ischial tuberositie；俗稱坐骨，練瑜伽時經常可聽到）。當你坐在椅子上時，它們並未承受應有的負重。相反地，重量壓在股骨與大腿後側肌群上。如果長時間坐著（特別是你個頭很大的話），就像是一大塊帕尼尼三明治持續壓迫大腿後側肌群與附近組織。這會擾亂整個系統，包括淋巴液等液體遭到阻塞，組織（肌肉、筋膜與結締組織）停止滑動與相互滑移，因此無法順暢移動。這就像躺在記憶泡棉床墊一樣。這些組織被壓平了（由於淋巴液與血液無法流動），短期內無法回彈，導致活動度降低。這一切我們稍後將詳細解釋。

椅子如何坐，能對身體更好

我們並不是要你永遠都不坐椅子，那不符合現實生活的狀態，特別是在工作環境下。在西方社會，幾乎所有人（包括你與我在內）一天之中多少都會用到椅子。遇到這種無可避免的情況時，我們給予你三個建議。

1. 首先，選擇一張舒適的椅子，這聽起來是理所當然的事。但不要被唬了，那些配有標榜能「改變生活」的腰靠、要價 1,000 美元的椅子，無法解決所有問題。主因是多數人打字時都會前傾，根本用不到腰靠。除非你經常向後倚，這才會有些幫助。但在砸大錢添購豪華座椅之前，你必須先了解自己的工作姿勢。

2. 既然我們談到椅背，請留意這個東西過去僅特權階級能夠使用。哈佛大學演化生物學教授李伯曼（Daniel Lieberman）在他的著作《天生不愛動》（Exercised）提到，多數人不是坐在地板上，就是坐在凳子或長椅上。這到今日依然是一個不錯的作法，因為當你沒有椅背可倚靠時，身體會啟動更多肌肉、建立更高的穩定性，並避免虛弱導致背痛。如果你能接受沒有椅背的椅子，就這樣做。但請不要選擇大型平衡球，這是最近流行的辦公椅替代品。平衡球除了無法調整高度外（參見第三點），你也無法在上面維持穩定（須靠堅實地板來達到這一點）。你可以嘗試站在床墊上 10 分鐘，便可以體會這種不穩定的感覺。

3. 我們有個祕訣可以幫助你坐得更穩，方法是調整椅子高度（僅適用於底部有滾輪的椅子）。將你的椅子高度調到比平常高，然後看看雙腳是否有足夠力量推動椅子前後移動。椅子太高時，你很難大力地移動椅子。現在將椅子降低幾公分並重複這個動作。持續調降高度，直到雙腿能用力推動椅子為止；你應該可以感覺到此刻與坐太高時的差別。移動時能夠施加一些力量，代表腳的位置與髖部所處高度能在你坐著時支撐你的脊椎。

當你坐在地板上……

無論是坐在椅子或地板上，只要時間長達數小時，對活動度都會有負面影響。但每個人一天中總會有一些時間坐著，你可以將部分時間分配給地板，從而避免久坐椅子可能引發的諸多問題。此外，這也是鍛鍊身體的機會，有助於在坐下與起立測試得滿分。

我們所謂的坐地板，指的不僅是盤腿坐姿而已。各種姿勢都能為你帶來好處，例如跪姿與蹲姿（詳見生命徵象 7）。這些姿勢能讓你以絕佳方式組織身體，既能減輕脊椎承受的壓力，也能讓你順暢呼吸。盤腿與跪坐成為冥想的首選姿勢，絕對是有原因的（特別是前者）。當你張開雙腿時，你扭轉髖關節囊（hip capsule）裡的股骨（將髖關節外旋到動作範圍末端），並創造一個非常穩固的坐姿平台。如果需要從事冥想等久坐活動，這是你應該採取的坐姿。這就像是將上半身置於大頭針的針頭上或 120公分見方的木板上試圖維持平衡的差別，後者顯然能讓你坐得更穩。坐在椅子上會傷害股骨與骨盆之間的協調性，盤腿坐姿則可

以恢復兩者連結。

我們的目標並不是訓練你成為盤腿冥想四小時的佛教僧侶。你不必每次都採取這個坐姿，甚至不必長時間這麼坐（再次強調，我們並不鼓勵長時間維持任何坐姿）。以其他姿勢坐在地上也能提供一些相同好處，例如以適當方式對於骨骼、關節與組織施加負荷，讓它們得以發揮最佳功能。

坐地板的另一個重點是：凡事有起必有落，反之亦然。你還記得那些寶寶每小時站起來 17 次嗎？如果我們一生中都能從地板站起來，那將是非常棒的事（或許不必像幼兒那樣頻繁，但至少每天一、兩次）。

身體練習：地板坐姿與鬆動術

雖然我們剛宣揚坐地板的優點，但這並不是改善坐下與起立的唯一方式，做一些特定鬆動術也有幫助。坐地板與鬆動術都能透過改善髖關節屈曲（也就是髖關節往前移動，生命徵象 3 將進行相反的髖關節伸展）來提升活動度。每天都做這兩項練習將為你帶來最佳效果。

坐地板運動對你來說可能相當熟悉，但我們懷疑會有任何體育老師、健身教練或健身書籍將它們列為改善健康或提升表現的方式。這或許是西方社會很少人從事這些運動的原因（學齡前兒童例外）。舉一個例子讓你了解它們的使用頻率有多低，奧林匹克俱樂部的部分成員（他們是非常擅長運動的團體）無法盤腿、跪坐或採取側鞍坐姿（sidesaddle），最後只好躺下來。大部分成年

人（幼兒父母例外）根本不會採取這些姿勢，即便它們符合人體工學。因此，如果你無法做到所有姿勢，也不要擔心。多練習肯定會改善，但有一些不同選項，你會更有彈性。做你能做到的，直到能做更多為止。

最後，在你開始做這些練習之前，請記住：它們不僅有助於改善你坐下與起立的能力，也能讓你的身體處於各種姿勢。這些姿勢有助於建立穩定性與敏捷度，也減輕肌肉與其他組織反覆承受的壓力。每天做這些身體練習，你將變得更靈活、更少感到疼痛，各方面感覺更好。

地板坐姿

你要做的是在地板上以幾種姿勢坐著。你可以輕輕倚靠沙發、椅子背面或牆壁作為支撐（理想狀況是逐漸不依賴支撐），而且不必一直維持某一個地板坐姿。我們稍早提到許多關於盤腿坐姿的內容，此姿勢可以讓你更好地轉動髖關節，程度遠非坐椅子可比擬。但其他坐姿也有助於改善動作範圍，從而提升活動度。舉例來說，90/90坐姿（詳見第48頁）能以兩種不同方式轉動髖關節。長坐姿則有助於你啟動「後側鏈」，也就是大腿後側肌群、臀肌與小腿後側肌群，這些肌肉是身體動作的引擎。

在地板上可以轉換各種姿勢，這也令你得以動來動去，這是好事。因為這是大腦在告訴你的身體「不要固定在這個姿勢上」。坐在椅子上不方便動來動去，因為它大大地限制你的活動。以La-Z-Boy躺椅為例，你幾乎可以完全不動地坐在上面，這就是它的設計目的！我們希望你坐地板時可以多動並轉換姿勢，因為這可以讓髖關節旋轉到不同的動作範圍末端、減輕組織承受的壓

力，並避免僵緊與疼痛。坐地板時，大腦會告訴你要多活動，而這正是我們認為你應該做的事。

你的最終目標是加總起來每天坐地板至少 30 分鐘，每天都要達標。從你現在的起點開始，慢慢增加到 30 分鐘。再強調一次，必要的話可以倚著沙發、椅背或牆壁作為支撐。如果 5 分鐘對你來說是極限，這就是你的起點。從姿勢 1 維持 5 分鐘開始，當你能夠再增加 5 分鐘時，就可以加入姿勢 2。目標是下面 4 種坐姿都能做到，且每個姿勢（在舒服情況下）維持夠久，感覺做夠了就換到下一個姿勢。你可以在看電視時花 30 分鐘坐地板，或是將坐地板時間打散。比方說，10 分鐘坐在地板上使用筆電工作（市面上可買到各式升降桌、茶几與矮桌，能讓你以盤腿坐姿工作），然後 10 分鐘坐在地板上打電話聊天，最後 10 分鐘喝杯茶。我們的作法是將必看節目的半小時分配給地板坐姿，也要求小孩這麼做。

1. 盤腿坐姿

坐在地上並彎曲雙腿，一隻腿跨過另一隻，腳跟壓在腿下方。盡量挺直背部或軀幹稍微前傾。偶爾換腿，讓兩隻腿輪流在上方。

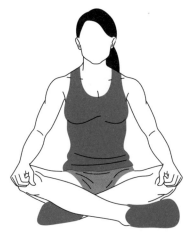

盤腿坐姿有助於維持與恢復髖部與下背功能。

2. 90/90 坐姿

坐在地上，一隻腿以 90 度角放在身前（大腿從髖部直直朝前伸）。重心稍微放在前腿那一側的屁股，另一隻腿放在身體後方，彎曲 90 度。維持此姿勢 5 分鐘（或你覺得舒服的時間），然後換邊。

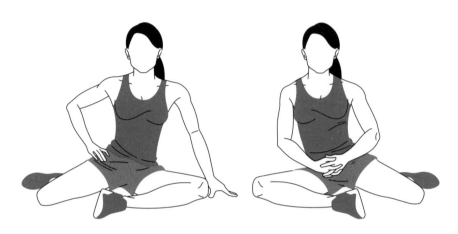

90/90 坐姿是維持動作能力與動作多樣性的簡單方法。

3. 長坐姿

坐在地上，雙腿伸直於前方。盡量挺直背部，或軀幹稍微前傾。

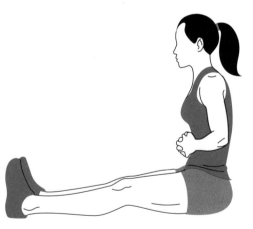

將長坐姿加入地板坐姿清單，有助於維持大腿後側肌群與小腿組織的彈性。

4. 單腿抬高坐姿

坐在地上，雙腿伸直於前方。彎曲一隻腿，讓腳平放在地板上。雙手放在彎曲的那隻腿上作為支撐。維持此姿勢 5 分鐘（或你感覺舒服的時間），然後換邊。

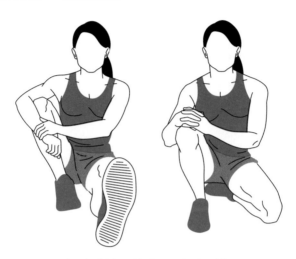

請發揮創意，並讓自己舒服一點。
坐地板的方式沒有對或錯，盡量追求變化。

鬆動術

這些鬆動術不僅能與地板坐姿相輔相成、提升你坐下與起立的能力，同時也能訓練身體更長時間坐地板與更輕鬆起身，讓你更容易做到地板坐姿。它們的好處不僅於此。坐姿大腿後側肌群鬆動術就像是自我按摩，但實際上是放鬆大腿後側組織，令它們活動更順暢。其他鬆動術也有助於大腦學習控制動作。整體來說，它們將幫助你在坐下與起立測試裡取得滿分。

你可以把這些鬆動術看成是小劑量的運動。它們非常簡單；你不

需要過度複雜的干預措施來提升活動度，只需要讓身體開始習慣這些非常自然的動作。總共有四項鬆動術。理想情況是每隔幾天做其中兩項（即便已通過坐立測試也一樣）。你可以任選兩項，但交替進行的效果最好。

這些鬆動術需要用到一些設備：

　　一顆袋棍球、網球或尺寸相似的球
　　一條皮帶、彈力帶、繩子或阻力帶

1. 坐姿大腿後側肌群鬆動術

肌肉與其他組織的滑動面因久坐而喪失的功能，可經由此動作得到恢復。

坐在椅子、長椅或桌子上（任何表面堅硬的東西，只要能讓你一隻腿伸直放在前方，另一條腿放在一側，都可以）。在前方腿那一側的屁股下方放一顆球或滾筒，然後伸展這隻腿。肌肉收縮並伸長腿，在球或滾筒上左右來回滾動大腿時，交替放鬆並彎曲膝蓋。重複這個動作，同時逐漸將球或滾筒從髖部往膝蓋的方向移，每邊約 2~5 分鐘。

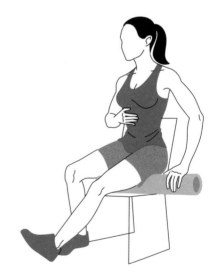

我們喜歡在採取坐姿時趁機鬆動一些軟組織。

2. 大腿後側肌群鎖定

透過這個姿勢收縮與放鬆腿部肌肉，你可以訓練股四頭肌（大腿前側的大肌群）對抗大腿後側肌群的僵緊。此鬆動術也能讓你巧妙地在動作範圍末端堅持 2 分鐘（每一邊）。如果你沒有彈力帶或彈力繩，也可以用皮帶或一小段繩索代替。

躺在地板上，彈力帶或彈力繩放在一側。將一隻腿盡可能以 90 度角抬高，並用帶子勾住抬高的足弓。繃緊你的大腿，讓腿盡可能伸直，並將腳往頭的方向拉。不要太勉強，只要感覺到一些張力即可。放鬆你的大腿，然後再次繃緊，將腳拉往頭部。重複收縮與放鬆，持續 2 分鐘，或是做滿 4 或 5 分鐘。然後換邊。放鬆股四頭肌時，盡量維持大腿後側肌群的張力。

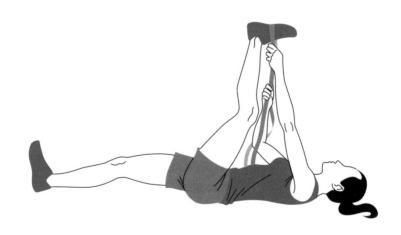

我們建議所有人都要做大腿後側肌群鎖定，
包括職業運動員與我們自己的小孩。

3. 開髖

此鬆動術能改善髖關節屈曲、伸展與整體功能，讓你能夠有效處理髖部最僵緊的區域。

跪在地板上，左腿往後伸展，然後右腿放在前面，膝蓋彎曲，脛骨與地面垂直，腳平放於地板上。此時試著做幾次深呼吸。移動右膝，彷彿你在追隨太陽 360 度的「光線」，膝蓋沿著一條光線往前推，然後返回中心，再沿著下一條光線，以此類推，直到完成一個圓圈。利用這些動作找出你感覺受限的地方，特別加強這些僵緊的區域。換邊之前，努力看看能否撐到 2~3 分鐘。按照個人需求，中間要休息幾次都可以。

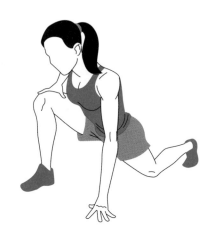

此鬆動術能逐漸擴大髖關節的完整活動範圍，方式巧妙，而且非常安全可控。

4. 平台鴿子式

在這個姿勢裡，你把盤腿坐姿的髖部動作做得更大。這類似瑜伽使用的「鴿子式」，但起始姿勢簡單許多。

右腳放上長椅（或桌面）左側，膝蓋往側面倒，小腿橫放在長椅上，與身體垂直。左腿往後伸。左手放在右腳上，將右腳牢牢「釘

在」長椅上，然後右手放在右膝上以維持穩定。手臂固定不動，肩膀往後。身體向左轉，然後再向右轉。輪流做這兩個姿勢，每邊持續 2~5 分鐘。然後換另一隻腳。如果想舒服一點，你可以在右膝下方放一顆枕頭，或是將腳放在桌子邊緣。

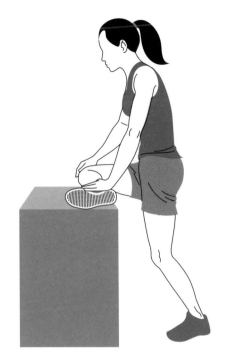

鴿子式是許多常規動作的基本組成，這是有道理的。

我不能只練瑜伽或皮拉提斯就好嗎？

基本上，我們的回答是不行。瑜伽、皮拉提斯、太極與氣功都很棒，但它們都是動作練習。換言之，它們是練習動作的方式，無法恢復動作範圍。確實，這些動作練習都包含有利於動作範圍的姿勢。印度人研發瑜伽的身體系統時自有一套設計原理，創造出來的瑜伽姿勢有利於人體做出盤腿坐姿，而盤腿本身（如同你在本章所學）就將髖關節推至動作範圍末端。瑜伽、太極與氣功也要求你練習平衡與透過鼻子呼吸（良好活動度的其他要素）。此外，這些傳統的動作練習都是赤腳進行，而這本身就會帶來好處。雙腳提供豐富的感官訊息給大腦，協助你意識到自己的姿勢，並相應地使用身體其他部位。有些人甚至主張：背痛成為全球性問題，原因是我們的雙腳感官遭到剝奪。

如果你是瑜伽或其他動作練習的愛好者，你肯定能從中獲得部分好處。這些練習旨在解決生理問題，約瑟夫・皮拉提斯（Joseph Pilates，皮拉提斯創始人）在這方面堪稱天才，但它們不夠全面。它們與本書的計畫（重視基礎的訓練計畫）不同，本書是專門提升活動度與整體健康的一系列系統。瑜伽及皮拉提斯（與其他形式的運動一樣）都是額外的輔助活動，無法彌補你在一天其餘時間久坐的傷害，也無法抵消你總是坐著、不睡覺與走路太少的影響。我們在這裡要表達的重點，與我們給予跑者、自行車手與舉重選手的建議一樣，那就是：你必須打好基礎，才能在你熱愛的專項運動中提升表現並補其不足。

我們在瑜伽修習者身上發現一點，他們以為瑜伽全方面地照顧到所有需求。在健康方面，瑜伽並不是所有生理困擾的萬靈丹（其他活動也不是）。而且我們必須特別強調的是（因為太多人誤解），瑜伽增加的肌肉量微不足道。相反地，增加肌力有助於提升瑜伽表現。同樣的道理，透過本書十大身體練習，你可以改善活動範圍，進而讓你更容易做到各種瑜伽姿勢。

2

輕鬆呼吸

評估：閉氣測試
身體練習：呼吸練習與鬆動術

呼吸沒什麼特別的，大家無時無刻都在做。我們想說的是：從古至今，許多人透過有意識的呼吸來達到身體上的健康、心靈上的平靜與精神上的滿足，包括西元 5 世紀瑜伽經書的信徒、北美大平原的美國原住民，以及 1970 年代呼吸法（與 LSD 啟靈藥）先驅葛羅夫（Stanislav Grof）醫學博士的追隨者。呼吸如今再度獲得重視，市場充斥著大量相關書籍、各式呼吸法課程與應用程式，甚至還有提醒你吸氣與吐氣（發出叮噹聲！）的手表。

我們對於這一切都很熱衷。任何宣揚「呼吸不僅是維持心臟跳動的無意識反應，也可做為工具，用來控制血壓、免疫力與焦慮水平等一切」的觀點，我們都給予高度肯定。但我們也認為，大家討論呼吸法的優點時，經常聯想到安撫情緒與降低「壓力荷爾

蒙」皮質醇水平的效果，卻忽略了「呼吸品質與身體機能有直接關係」。換言之，呼吸良好能幫助你更有效率地活動、避免受傷，並舒緩肌肉骨骼疼痛。事實上，有人因長期背頸疼痛向我們求助時，我們第一個檢查的是他們如何呼吸。

那麼，所謂的呼吸「良好」是什麼意思呢？根據我們的定義，良好的呼吸必須具備三項基本原則：

擴張式呼吸，意思是當你吸氣時，腹部、肋骨與胸腔都會大幅擴張。這些身體部位會在你呼吸時移動，此設計不僅是為了將攝氧量提升至最高，也讓你得以吸入足夠空氣以協助軀幹排出攜帶廢物的液體，同時創造加壓的腔室以穩定脊椎（呼吸良好能避免背痛，這就是原因之一）。呼吸由橫膈膜啟動，這是分隔胸腔與腹腔的弧形肌肉，移動時會按摩附近器官，有助於消化功能。充分啟動這個大肌群的呼吸稱為「橫膈膜呼吸」（有時也稱為「腹式呼吸」），而這就是你應該追求的目標。

緩慢地呼吸，且盡量透過鼻子呼吸（而非嘴巴），甚至在劇烈活動時也要如此。回到人體的天然設計，鼻子被打造為主要呼吸門戶，原因包括它有能力過濾病菌與啟動吸氣，並輸送更多氧氣給細胞。嘴巴呼吸是備用系統，適用於要逃離一隻熊或大火，或是感冒鼻子堵住時，而不是僅僅坐在椅子上或睡覺時。鼻子呼吸不僅相當正常，還能幫助你睡得更好、走樓梯不會氣喘吁吁、增加運動時間與強度，甚至擁有更好的牙齒（本章後面會解釋）。

呼吸必須最大化二氧化碳耐受度。吸氣帶入氧氣，供應你身體所有細胞；吐氣排出此過程產生的廢物，也就是二氧化碳。氧氣是好東西，二氧化碳是壞東西，至少這是我們多數人學到的知識，

但並不完全正確。確實，我們必須排出二氧化碳，但身體也需要二氧化碳來促使血紅素（血液裡的蛋白質，負責運送氧氣至有需要的區域）釋出氧氣。因此，你能夠忍受更多的二氧化碳（也就是吐氣時間越長、速度越慢），就能使用更多氧氣。

呼吸在本書十大生命徵象裡名列第二絕非偶然。有效呼吸與其他生命徵象（幾乎全部）密切相關。如前所述，這能提升睡眠品質（生命徵象 10）、讓你從走路（生命徵象 4）中獲得更多好處、為其他生命徵象的鬆動術注入能量，以及協助你治療可能出現的疼痛問題（特別是頸痛，詳見生命徵象 5）。雖然沒有人教，你也會吸氣與吐氣（你靠自己就學會了這項技能），但根據科學實證與我們的經驗，重新訓練自己呼吸得更好，能夠在許多層面改善你的生活。研究也顯示，肺功能良好的人能活得更久。我們接下來將詳細討論此事，但先讓我們評估一下你的呼吸能力。

評估：閉氣測試

透過平常忽略的細節通常就能判斷自己呼吸的狀況。你是將空氣吸到腹部，或僅是抵達胸腔與頸部？你是透過鼻子或嘴巴吸氣？答案應該非常明顯才對。但你的二氧化碳耐受度不易評估，因此我們為你準備了一項測試。這項測試名為「閉氣測試」或「BOLT（Body Oxygen Level Test）測試」，由愛爾蘭呼吸訓練專家麥基翁（Patrick McKeown）發揚光大，他在世界各地訓練民眾（包括菁英運動員）如何更有效地呼吸。

此測試需要閉氣，直到你感到迫切需要吸入更多空氣為止。它無法提供像實驗室那樣準確的數據，但能讓你大致理解自己忍耐較

高二氧化碳水平的能力，並設立一個可供改進的基準。如果你得到低分的話，可能要開始檢視生活中的其他狀況，說不定和呼吸出了差錯有關。比方說，BOLT 低分者通常睡覺時會打呼，運動時經常喘不氣來（甚至提洗衣籃上樓就氣喘吁吁）。

事前準備

此測試應該在你閒閒無事時進行，而不是在散步回家或結束攀岩後。換言之，你的呼吸應該是正常的，一點都不急促。你需要動用另一隻手操作手表或計時器。如果使用馬表的話，請在測試前先啟動，這樣你就不必同時顧及操作計時與呼吸兩件事。只需記下你開始測試的時間。還有一點要注意，儘管測試名稱是閉氣，但你實際上做的是排空肺部氣體並維持閉氣。

測試

平靜地坐著或站著，透過鼻子正常吸氣。然後正常地吐氣，接著用手指捏住鼻孔。屏住呼吸，直到身體開始有些躁動，感覺必須呼吸才行。計算捏住與鬆開鼻子之間的秒數。

解讀結果

閉氣的秒數就是你的分數。

低於 10 秒：你的二氧化碳耐受度遠低於正常水平，必須努力改善。

10~20 秒：這是不錯的起點，但你必須提升自己應對不舒服的能力。

20~30 秒：接近「正常」水平。

30~40 秒：每個人最終都應抵達的「正常」水平範圍。

在你因「不正常」感到焦慮前，請先思考一下日常生活有許多因素可能導致我們呼吸不良。但呼吸是所有人都能掌握的技能，練習可讓我們進步神速。正如我們在本書中反覆強調的，不需要覺得低分很丟臉，這僅是你用來衡量進步程度的起點。

何時該重新測試？

給自己一週時間進行身體練習，然後再次嘗試閉氣測試。再過一週後，再測一次。在此之後，在你覺得適合的時機再次測試，以評估自己是否有進步。

通往更好呼吸的路線圖

當我們想到呼吸時（如果有在想的話），第一個聯想到的是如何不死去。呼吸才能維持生命。但呼吸不僅能讓你活著，還能讓你活得真切，充分發揮生命。當你改善呼吸習慣時，你就能活出這種生命。想了解我們怎麼敢提出如此大膽的宣言，你必須對於每次呼吸時身體發生什麼事有些許認識。以下是過程概要。

呼吸的衝動始於腦部，它向橫膈膜與其他呼吸肌肉傳送訊息，告訴它們開始收縮。此收縮將肺部往下拉動產生負壓，吸入的空氣（無論是透過鼻子或嘴巴）沿著喉嚨與氣管進入支氣管，最後抵達肺葉。肺葉最末端有微小氣囊「肺泡」，這是氣體交換的地方。氧氣穿過肺泡進入附近的微血管，與紅血球會合。然後，氧

氣與紅血球血紅蛋白結合，在心跳推動下輸送至肌肉與器官的細胞裡。一旦抵達，氧氣便進入細胞裡的小型工廠「粒線體」，並用於產生能量，即「三磷酸腺苷」（adenosine triphosphate，簡稱 ATP）。ATP 驅動你身體所有的功能與動作。這個能量生產過程的副產品是二氧化碳，最後在你吐氣時從身體排出。

然而，二氧化碳不僅僅是木工店地板上的無用碎屑。我們必須擺脫二氧化碳（過多二氧化碳會影響身體運作），但它仍扮演重要角色。1904 年，丹麥科學家玻爾（Christian Bohr）發現，二氧化碳會讓血液變酸，促使血紅素釋放從肺部攜帶的氧氣。換言之，二氧化碳不僅僅是廢物，實際上，它讓身體有更多氧氣可以使用。這就是為何當你迫切需要更多氧氣時（例如走路上坡或滑雪下坡），你用力所產生的熱會製造更多二氧化碳，導致更多氧氣釋放以滿足運動肌肉所需。

玻爾的發現促成人們開始經由練習來提升二氧化碳耐受度。你能忍受二氧化碳留在體內的時間越久，能利用的氧氣就越多，而這意味著你能為你想從事的任何活動製造更多能量，例如攜帶雜物上樓，或是騎自行車登上 600 公尺山坡等。缺氧通常不是問題所在，多數人可以很有效率地吸入空氣，令血液充滿氧氣。即使只是正常呼吸，血液裡的氧氣量也十分充裕。但我們不一定能很有效率地取用這些氧氣，而提高二氧化碳耐受度有助於解決這個問題。這就是為何有人恐慌症發作、過度換氣時（迅速呼吸令體內氧氣變多，但依然無法滿足氧氣需求），人們通常會遞給他們一個紙袋。用紙袋罩住口鼻呼吸，可將二氧化碳送回體內，重新調整二氧化碳與氧氣的平衡。

呼吸以穩固身體、啟動力量

如果你看過舉重比賽，場上的壯漢將巨大鐵塊高舉過頭，你可能對於他們的肌肉力量印象深刻。確實如此，但他們也需要動用另一項技能，也就是良好的呼吸技巧。我們曾與許多奧運舉重選手合作，其中一位是韋斯・基慈（Wes Kitts），他在這方面有慘痛經驗。韋斯在泛美運動會（Pan American Games）比賽時曾暈倒，幸好三年後光榮回歸，在 2020 東京奧運會上改寫美國抓舉（一次性把槓鈴舉過頭頂）紀錄。他成功的關鍵之一是學會利用呼吸繃緊軀幹，並將氧氣輸送至作功肌肉。

當然，韋斯不是一般人（他創下抓舉 177 公斤紀錄），但他能夠做到的事情（同時負重與呼吸），大家應該也要能做到。無論是參與奧運等級的賽事，或僅是想將一大堆木柴搬進屋內又不至於暈眩，都一樣。這就是「有用的人」的定義。

你在生活中有許多想做的事，如果能積極地運用呼吸，便能輕鬆完成而且不會搞壞身體。像是鄰居請你幫忙搬沙發、把一箱雜物拿進車庫，從後車廂拿出一袋高爾夫球桿等。你會想要跟韋斯一樣（但是從舉 4.5 公斤啞鈴開始），而當你呼吸正確時，以上所有動作都能順利執行。

正確的呼吸過程如下：使用橫膈膜呼吸時，你將空氣吸入整個軀幹裡（擴張肋骨、胸腔與腹部，而非僅將空氣吸入頸部與胸腔），脊椎周圍會緊繃，令身體能夠因應負重或其他體能挑戰，而無需扭轉、屈曲身體或以其他角度進入姿勢——這些問題會導致姿勢無法持久，嚴重的話會受傷。基本上，幾乎所有人都知道空氣能夠提供穩定性，因為大多數人在需要用力時都會本能地閉氣。舉

例來說，當我們要求大家將雙臂高舉過頭並單腳站立時，所有人都會屏住呼吸。

假設我們將一個四歲小孩遞給你，要你像抱木頭一樣把他抱在身前。你下一步動作（甚至連想都沒有想）很可能是深吸一口氣然後閉氣，在軀幹內部製造一個大而堅實的安全氣囊，穩固脊椎以承擔重物。這是好事。在需要時製造「腹內壓」是一種自然的安全措施。但你很快就得再次呼吸（特別是開始動的時候），因此你必須不斷重複閉氣，直到最終大腦下達指令：如果繼續這樣呼吸的話，軀幹將無法維持穩定，身體也無法提供足夠氧氣以因應這項任務。你最後只好將小孩放下，大腦基本上中斷了你產生力量的能力。這並不是因為你不夠強壯，而是大腦十分重視呼吸，因此降低施力以確保呼吸無礙。如果呼吸沒問題的話，能否抱起孩子取決於你的肌力水平。要是呼吸受阻，即便你有再大的肌力也發揮不出來。

儘管如此，閉氣在適當時機仍能發揮作用。比方說，閉氣運動（又稱「低氧訓練」，hypoxic training）能夠提高你的二氧化碳耐受度。但在我們日常生活裡，想成為良好呼吸者而非閉氣者，第一步是意識到你必須一直維持吸氣與吐氣，並確認自己採取的是腹式呼吸法，而非短淺地吸入空氣。隨著你練習本章介紹的呼吸技巧，你將養成注意呼吸的習慣並越做越好。

呼吸訓練：漢彌爾頓與嘉柏麗的美好冒險

在水中來回游動，其中一隻手提著沉重啞鈴。反覆從池底跳出水面，這一次雙手握著啞鈴。而且，這些運動僅能用一口氣完成。此訓練方式不見得符合所有人，但這種結合閉氣與動作的訓練已在健身界掀起風潮。XPT（Extreme Performance Training，極限表現訓練，涵蓋呼吸、動作與恢復的健身計畫）由漢彌爾頓（Laird Hamilton）與嘉柏麗（Gabrielle Reece）夫妻共同創建，其中泳池運動透過提高待在水下的難度，挑戰你處理極高二氧化碳水平的能力。

漢彌爾頓是巨浪衝浪先驅，也是拖曳衝浪的共同發明人，嘉柏麗則是前職業排球選手，現在擔任體育播報員與播客主持人。兩人在自家泳池進行呼吸訓練，後來將其納入極具挑戰性的 XPT 計畫裡。增加負重以提高水下呼吸訓練難度（對於漢彌爾頓這類可能被捲入 9 公尺巨浪的衝浪手來說，此訓練有其必要）的想法，源自他們的女兒（當時 5 歲）浮出泳池水面時手裡拿著一個啞鈴。於是，新的訓練方式就此誕生。

澄清一下，從事這類運動的過程中，我們體內擁有足夠氧氣可使用，促使大家浮出水面的是飆高的二氧化碳水平。「有些人可能以為自己缺氧，必須浮出水面換氣，但實際上並非如此，他們根本沒問題。」嘉柏麗說道。「過一段時間後，他們開始了解，在不換氣的情況下跳躍一次或四次，唯一差別在於能否維持身體放鬆與提高動作效率。這能夠訓練他們不那麼在意身體不適。」

這類訓練的專業名稱是「動態閉氣訓練」（dynamic apnea training，在運動時屏息，apnea 源自於希臘語，意思是「呼吸停止」）。你可以在人行道自行測試看看。設定一段短行程，也許是最近的轉角，深吸一口氣後開始走路。當你前進時維持閉氣，直到感覺必須再次吸氣時，停下腳步並解除閉氣。當你感覺可以再次移動時，重複閉氣與解除，直到抵達目的地。你需要閉氣多少次才能抵達？再次閉氣與行走前，你需要多久時間恢復？你越能有效取用血氧，就能越快走完路程。這與運動員取得競爭優勢是同樣原理，你現在應該能理解為何這類呼吸訓練會廣受全球菁英運動員歡迎。

嘉柏麗認為，呼吸訓練的好處不僅體現在運動表現上。「我相信，如果你經常讓自己處於有益但不舒服的情況，有助於管理壓力，而這可以延伸應用至家庭、工作與自我覺察。」她如此說道。「我喜歡呼吸的一點是，它很自由，你在任何地方都可以做。這是我們擁有的強大工具。」

讓自己處於最佳姿勢

在訓練的領域，我們信奉物理治療師庫克（Gray Cook）的一句名言：「如果你在某個姿勢無法呼吸，你就沒有掌握這個姿勢。」事實上，這句充滿智慧的話適用於所有姿勢，無論是在健身房或其他地方都一樣。當你偶爾必須處於有點棘手或費力的姿勢時（例如將行李放進飛機座位上方的置物櫃，或是翻轉床墊時），

採取擴張式橫膈膜呼吸法不僅能保護你的安全，也能給你做出這項動作所需的能量。在沒有壓力的狀況下也要這麼呼吸，這是良好且健康的呼吸方式。

良好的身體姿勢才能成就絕佳的呼吸。請盡一切努力維持好的姿勢，以確保完整的呼吸功能。讓你呼吸更輕鬆、更有效的姿勢，才是更好、更能發揮功能的姿勢。事實上，如果無法將空氣吸入整個軀幹，那表示你的身體「組織」得不夠理想。

我們經常用「組織」一詞來描述你如何整合身體。比方說，站立時髖關節略微外旋、肩膀向後轉動，就是組織肌肉、骨骼與關節的一種方式。坐下時軀幹角度前傾則是另一個例子。你組織的方式，就是你的擺位／姿勢。你想達到的目標是妥善整合身體部位，讓你能夠充分地深呼吸。事實上，呼吸可以作為指標，用於評估姿勢的有效性。我們有時候沒有意識到，自己站立、坐著或移動的方式會限制力學上的效率或功能輸出。為了幫助你理解我們的意思，請試試這個姿勢。

彎腰駝背地坐在椅子上，就是媽媽經常告誡你不要那樣坐的姿勢。從這個懶散的姿勢開始，肩膀稍微往胸部內側轉動。現在適度地深吸一口氣，記住這種感覺。接著，重新組織身體，來到一個你覺得可以呼吸更深的位置，接著，再次適度地深吸一口氣。感覺到兩者差異了嗎？你可能感覺第一口氣有些受限，第二口氣則彷彿為整個身體注入新鮮空氣（若你將身體組織成輕鬆且完全挺直的姿勢）。

多年來，我們一直被教導彎腰駝背不好看，但事實證明它也不利於我們的呼吸系統。如果你在某個姿勢無法充分深呼吸，空氣便

無法有效率地進出身體。你可能讓自己陷入不好的姿勢與動作模式裡,導致身體無法充分發揮驚人的生理機能。此外,受限於姿勢,你可能會習慣只將空氣吸到頸部與胸腔。這有點像是透過吸管呼吸,這或許是你頸部與其他部位疼痛的因素之一,也可能導致磨牙與頭痛。

我們想表達的重點是:與其擔心姿勢好或不好,不如問問自己,「這個姿勢能讓我好好呼吸嗎?」如果答案是肯定的,那你的身體姿勢不會差到哪裡去。你取得自己需要的空氣,使用呼吸器官的方式符合它天生的設計,且不太會對身體造成不必要的壓力。這是三贏局面。你在日常生活中可以(也應該)經常檢查自己的呼吸狀況。比方說,你在座位上使用電腦工作時、踩飛輪時,或是需要舉起重物(好動小孩或調皮寵物)時。你越能有效地呼吸與創造腹內壓以穩定脊椎,你能做的事情就越多。

放慢呼吸與閉上嘴巴

「閉嘴」的標題看來很兇,但我們的本意良善。強而有力的科學證據顯示:放慢呼吸速度並透過鼻子呼吸,能為你帶來許多健康益處,包括改善身體力學等。一旦開始思考鼻子與嘴巴呼吸之間的差異,你將注意到周遭的例子,無論是在文化或運動領域皆是如此。如果你是《星際大戰》電影的影迷,請重溫第九部作品《STAR WARS:天行者的崛起》的知名場景,也就是黛西・蕾德莉飾演的女主角芮與亞當・崔佛飾演的反派凱羅忍的沙漠對決。這一幕一開始,芮明顯大口呼吸,但隨後閉上嘴巴,透過鼻子深呼吸幾次後,她拔出光劍,最後躍起,反身越過快速逼近的巨大鈦戰機。她控制呼吸,以鼻子多次吸氣吐氣來完成高難度動作。

確實，這是虛構的故事，但我們不得不相信演員蕾德莉這麼做是有幾分依據的。從現實生活來看，綜合格鬥選手康納・麥葛瑞格（Conor McGregor）與拳王佛洛伊德・梅威瑟（Floyd Mayweather）對打的比賽可說是絕佳例證。兩人在這場世紀對戰期間都緊閉嘴巴，然後，麥葛瑞格為了要能喘得過氣而張開嘴巴，最後輸掉了這場比賽。此外，許多人注意到，肯亞長跑運動員基普喬蓋（Eliud Kipchoge）成為史上第一個在 2 小時內完賽馬拉松的人，他通過終點線時是透過鼻子呼吸的。這是巧合嗎？我們認為不是，原因有好幾個。

首先，讓我們談談為何你應該關心此事，即便你對於拳擊、跑步或其他運動不感興趣（或許你甚至也討厭星戰電影！）也一樣。眾所皆知，人類本來就是透過鼻子呼吸的。在過濾細菌與有害病毒、維持體內水分、將空氣加熱以方便通過支氣管等功能方面，鼻子呼吸明顯勝過嘴巴呼吸。但正如奈斯特（James Nestor）在他的著作《3.3 秒的呼吸奧祕：失傳吐納技法與最新科學研究的絕妙旅程》（*The New Science of a Lost Art*）詳細闡述的那樣，演化力量促使我們的嘴巴與鼻竇縮小，導致我們更難透過鼻子呼吸（以及牙齒變得凌亂，古代頭顱顯示以前不需要矯正牙齒）。這幾乎是所有人都面臨的狀況，但有些人可能因過敏與結構差異等複雜因素，導致他們在現實生活中被迫以嘴巴呼吸，並不是他們想與「愚蠢」（mouth-breather。按：嘴巴呼吸者的雙關語）劃上等號。

用嘴巴呼吸可能帶來許多問題，包括失眠、睡眠呼吸中止、打鼾、過敏、鼻塞、腹部脹氣（咀嚼食物時吸入空氣）、高血壓，甚至損害牙齒健康。一項研究發現，嘴巴呼吸者有更多牙菌斑與導致蛀牙的細菌。透過嘴巴呼吸還可能引發肌肉骨骼問題。嘴巴呼吸者的頭部常常前傾，增加脊椎的負擔。此外，透過嘴巴吸氣會導

致下巴與頸部僵緊，原因是你已習慣使用上胸與頸部肌肉來擴張肺部，而不是運用橫膈膜這個主要的呼吸引擎。

短淺的呼吸方式也會帶來壓力。用嘴巴短淺、急促地呼吸會觸發交感神經系統，而這個因應壓力的機制會讓身體進入「戰鬥或逃跑」模式。使用頸部的「動力輔助」呼吸肌肉會使身體進入緊張狀態，導致心率與血壓增高，而身體會為此付出代價。戰鬥或逃跑模式是用來因應短期爆發的需求，但如今你的大腦認為應該整天使用「渦輪增壓器」來運轉身體。這不僅降低身體效率，也增加能量消耗。

當然，你有時仍需透過嘴巴呼吸。如果你不習慣爬坡或追公車的話，勢必得透過嘴巴呼吸來滿足氧氣需求。游泳時通常也得靠嘴巴呼吸。但部分運動員經過訓練後，即便肌肉面臨極限任務，依然能透過鼻子呼吸。美國科羅拉多州立大學一項研究發現，訓練時以鼻子呼吸的跑者，六個月後能維持相同的有氧運動效益，且最終在跑步時能保留更多體力。透過一些訓練，部分運動員甚至在最大心率的 90% 強度下依然能透過鼻子呼吸！

無論你是否想朝著此目標邁進，學會透過鼻子呼吸（如果平常不習慣的話）對於日常生活絕對大有助益。鼻子呼吸幾乎總能觸發更有效的呼吸機制，包括使用橫膈膜吸氣（身體天生設計）。而且這根本不需要訓練，只要閉上嘴巴即可。

採用鼻子呼吸有許多好處。例如，此呼吸法經證實能逆轉嘴巴呼吸造成的多數不良影響、治療睡眠呼吸中止與打鼾、矯正鼻塞與過敏引發的呼吸問題，同時也有助於改善血壓。這裡還涉及其他作用。當你透過鼻子吸氣時，鼻腔會釋放一氧化氮。此氣體是一

種血管擴張劑，意味著它能夠擴張血管，令更多氧氣流向細胞（增加 18%）。它也可以提高你的肺容量，這可不是小事。佛萊明罕心臟研究（Framingham Heart Study，一項研究心血管風險因素的長期調查，始於 1948 年）指出：肺容量越大、呼吸越有效率，你越可能活得更久。

透過鼻子呼吸的另一個好處是，你更有可能進行擴張軀幹的腹式呼吸法（如我們先前提到）。這類呼吸法能深入肺部下方深處，連帶啟動副交感神經系統。副交感神經系統是「休息與消化」控制中心，讓我們的身體為這些事情做好準備。換言之，它放緩許多身體反應，令身體獲得修復的機會。這便是冥想練習必須深呼吸的原因，而「深呼吸」並不是老掉牙的空話，而是寶貴的建議。這並不是說，你要一直處於這種副交感神經活化的放鬆狀態，而是我們必須在不同狀態間轉換，在必要時踩油門並高速運轉，在需要時煞車。但當你以嘴巴呼吸時，即便想要減速慢行，許多身體機制依然高速運作。

如果你將鼻子呼吸與擴張式呼吸結合，然後再放慢呼吸速度，就能獲得三大好處（如果將深呼吸有助於避免肩頸疼痛算在內，其實是四大好處，詳見第 66 頁）。放慢呼吸速度（包括緩慢地吸氣與吐氣）能夠提高二氧化碳耐受度、增加輸送至大腦的血液量，同時也能協助肺部從我們吸進的空氣裡「吸收」（按奈斯特說法）更多氧氣。這聽起來可能有些複雜，涉及許多不同元素，但當你開始嘗試本章介紹的身體練習時，你將發現這一切很容易結合起來。良好的呼吸就是習慣成自然。

吹走疼痛

疼痛發作時，似乎自成一體，像是獨立的存在或是力量。但生理疼痛其實是你的大腦對於身體狀況的感知。疼痛是沿著神經傳送的訊號，代表有些事情不太對勁。至於如何詮釋或甚至察覺此信號，可能因人而有極大差異。譚普勒（Paul Templer）在辛巴威尚比西河靠近維多利亞瀑布的地方嚴重受傷卻沒感覺到痛便是絕佳範例。譚普勒當時是河流嚮導，帶領滿載觀光客的船隊穿越尚比西河一個區域，此河段是許多河馬、鱷魚與非洲水牛的棲息地，這些動物攻擊性極強。儘管如此，此區域被視為相對安全，經常有遊客在嚮導陪伴下搭乘獨木舟遊河。

但那一天出現特殊狀況。一隻重達兩公噸的公河馬頂起其中一艘獨木舟，將譚普勒的同事甩進水裡。譚普勒趕去救援，卻被河馬一口咬住。河馬幾乎要吞下他，將他如同布娃娃甩動，拋在空中再接住，然後用利刃一般的獠牙撕扯。譚普勒被救起時，身上有 40 處穿刺傷口，其中一個傷口深到可以看到肺部，他的一隻手臂被咬爛，後來在手術中截肢。雖然如此，當時在經過一些急救措施後，譚普勒便開始確認所有遊客安全，他表示自己並未感到疼痛（當然後來有感覺到）。

這個故事引起我們的共鳴，部分原因是茉麗葉在同一地方、差不多同一時期（1990 年代中期）也遭到河馬攻擊。當時是 1997 年，她與隊友在尚比西河較平靜的河段搭乘獨木舟，以慶祝她們在附近舉辦的極限泛舟世錦賽獲勝。第三天，她

們抵達河流分支處，嚮導問這些女性（包括不愛冒險的茱麗葉母親）要選擇「Hippo City」或是「Hippo Bronx」路線時，多數人投票給難度更高的後者。過了一會兒，一隻河馬突然攻擊茱麗葉的船，將她與一名隊友拋入河裡。她們距離最近的小島約 45 公尺，游去的途中可能遇到更多鱷魚與河馬，岸上還有可怕的非洲水牛虎視眈眈。她們拚了命地游。茱麗葉最後僅留下一道擦傷，她非常清楚自己逃過一劫，對於譚普勒的處境深表同情。

不好意思離題了（但這個故事還不錯吧？）。回到本文重點，譚普勒的經歷（或說他一開始未經歷的疼痛）顯示我們可以中斷或改變大腦理解身體狀況的方式。身體可能出現狀況，但不一定會導致我們極度不適。我們並不清楚譚普勒為何能夠一段時間未感受到疼痛，但我們確實知道良好呼吸可以降低身體敏感度，也許程度不足以因應朝你衝來的憤怒河馬，但應該足以對付惱人的背痛。

或是你生小孩時，呼吸也能派上用場。拉梅茲呼吸法（Lamaze method）便是絕佳範例，此方法自 1950 年代流傳至今，利用深呼吸技巧幫助準媽媽忍受分娩疼痛。因此，「呼吸能夠調節疼痛感知」並不是什麼新概念（而且肯定早於 1950 年代），但我們才剛開始了解背後的作用機制。說到這裡，我們必須介紹一下霍夫（Wim Hof）。

說到呼吸法，就勢必要提到霍夫。如果你還不知道這位享譽全球的荷蘭「冰人」，讓我們簡單說一下他的知名事蹟：他

曾穿著短褲攀登吉力馬札羅山與聖母峰，並創下多項金氏世界紀錄，包括在冰下游泳、在芬蘭赤腳跑半馬，坐在裝滿冰塊的容器裡接近兩小時等。對了，他在非洲納米比沙漠跑馬拉松時，一口水都沒喝。

霍夫會告訴你，他在寒冷或炎熱狀態下沒有感到絲毫痛苦，並不是因為他是超人，而是他懂得運用非常普通的東西，那就是呼吸。他所發明的「冰人呼吸法」（Wim Hof Method）結合了呼吸練習（30~40 次深呼吸與閉氣交替循環，時間約 6 分鐘）、低溫暴露與全神貫注，但呼吸是其他兩者的前提，特別是低溫暴露。他在自己的著作《文恩霍夫呼吸法》（The Wim Hof Method）裡寫道：「呼吸透過肋間肌（intercostal muscle）產生熱量，並增加你的疼痛忍耐度。」美國韋恩州立大學研究團隊以霍夫為研究對象，試圖找出提高零下溫度耐受度的具體方法。他們為霍夫穿上特殊服裝，使其暴露於冷熱兩種狀態。研究人員發現，霍夫能夠隨心所欲地改變體內的生化狀況，刺激大腦釋放抑制疼痛訊號的化學物質。而且，不僅霍夫能做到這一點，他的部分追隨者（也參與研究）也能改變體內生物化學機制。

其他研究也發現，呼吸能幫助我們忍受極端溫度帶來的痛苦。其中一項研究試圖測量同一組人在不同狀況下對於熱度逐漸增加的忍耐力。所有人前臂都套上加熱裝置，測試這群人在緩慢深呼吸、正常呼吸、急促呼吸、玩電玩遊戲（以分散注意力）、連接到生物反饋裝置的情況下，分別有何反應。研究人員逐漸提高熱度，直到他們無法忍受為止。研究結果

清楚顯示：在緩慢深呼吸與連接到生物反饋裝置（同樣涉及呼吸變慢）的情況下，受試者的疼痛閾值顯著提高。分心也能提高疼痛忍耐度，但效果不如呼吸。

緩慢深呼吸是如何發揮作用的？加拿大魁北克省舍布魯克大學的科學家雖然無法百分之百確定，但認為有意識的呼吸會刺激副交感神經系統（控制休息與消化），使得心率變慢，身體進入放鬆狀態。呼吸能讓我們維持在這種放鬆狀態，或許就是有助於緩解疼痛的原因，反過來看就更明顯了。當身體處於戰鬥或逃跑、高度警覺與焦躁不安的模式，大腦會注意所有微小的輸入指令，令你更容易感受到中樞神經系統傳送的疼痛訊號。「神經系統、呼吸與心智感知密切相關」的想法已存在多年。瑜伽大師艾揚格便說過：「神經是呼吸之王，呼吸是心智之王。」我們對於這句話的理解是：如果你能控制呼吸，便能掌控自己的心智。如果你能掌控心智，就能影響自己對於疼痛的感知。

身體練習：呼吸練習與鬆動術

想成為更好的呼吸者，其中一大關鍵是留意自己何時開始閉氣，或是呼吸何時變得急促、短淺。你現在已經知道呼吸不佳的定義，便能想辦法改善。此外，我們還奉行「練習不僅能成就完美，也能養成習慣」的原則。我們所說的「練習」，就是接下來要介紹的呼吸練習，除了旨在改變你的呼吸習慣，也是為了讓身體出現生理變化。

事實上，你可能已經這麼做了。你或許已注意到，生命徵象 1 的鬆動術便包括呼吸指引（事實上，本書所有鬆動術都要配合呼吸）。在你收縮與放鬆肌肉時吸氣、吐氣與閉氣能讓你一石二鳥。你也可以在生命徵象 4（走路）的章節看到部分的呼吸練習。將呼吸練習與走路結合起來，能夠縮短你的待辦事項清單。這不僅能讓你同一時間做很多事，更重要的是，這些事物彼此密切相關。呼吸影響你的活動方式，而活動又影響你的呼吸方式。

我們也提供給你三項獨立練習，其中一項是坐著呼吸，另外兩項是鬆動術。如果可以，請每天練習。

在你開始之前，還有最後一件事要提醒。市面上的呼吸方法五花八門，從瑜伽調息法（pranayama）、箱式呼吸法（box breathing，海豹部隊使用，步驟是吸氣、閉氣、吐氣與閉氣）到冰人呼吸法等。如果你想進一步了解，我們鼓勵你多多探索其他呼吸技巧，並加入我們在這裡建議的練習清單裡。

早晨啟動

這是開始一天的好方法。在一天變得混亂之前，花一些時間靜靜坐著，只是呼吸。我們像是在上技能課程那樣慎重做這項呼吸練習。你可能會發現，過了一分鐘左右，你的呼吸肌肉開始疲勞。這是正常的狀況！看到奇怪的光亮或感覺有些刺痛也不要太驚訝。請記住：你此時僅是在呼吸！如果感覺非常不舒服，那就休息一分鐘，然後再開始。理想情況是進行 3~5 輪的呼吸。此時會出現許多有趣的生理現象。你正利用呼吸改善你呼吸系統的動作範圍。以下是具體作法。

計時兩分鐘。坐在椅子上或盤腿坐地板（這樣更好），甚至躺下也可以，用鼻子深深吸一口氣，擴張你的胸腔、肋骨與腹部。抱著破紀錄的心態吸每一口氣！放鬆並充分吐氣，釋放空氣時發出「哈」的聲音（不要用吹的）。吐氣與吸氣之間不要停頓。重複此過程兩分鐘。接下來，重複同樣練習，只是這一次充分吐氣，然後閉氣越長時間越好（不要吸氣）。當你感覺迫切需要呼吸時吸氣，重複此過程兩分鐘。依照你自己的喜好，輪流做這兩種呼吸練習。做個 3~5 輪，你將逐漸進入冥想狀態。

軀幹鬆動術

如果你感到焦慮不安、為家庭與工作煩心，不要猶豫，做這個鬆動術就對了！此鬆動術能有效對抗壓力，因為透過外部按壓與呼吸動作刺激迷走神經，可以讓身體轉換至副交感（休息與消化）模式並帶來撫慰效果。這也是練習深吐氣與提高二氧化碳耐受度的絕佳方法。

趴在地板上，將一個滾筒或較大的球（如排球）放在肋骨下方，對腹部施壓，雙臂放在身體前面。用鼻子吸氣四秒，閉氣四秒同時收縮腹肌。然後吐氣至少五秒，同時放鬆軀幹。收縮與放鬆為

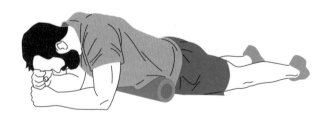

此鬆動術做起來的感覺可能有點怪、有點痛苦，
但僅需要幾分鐘時間便能改善軀幹功能。

一個循環，在兩個循環中間深呼吸一兩次。接下來，在滾筒或球上左右滾動，並緩慢地吸氣與吐氣。如果你發現某個區域特別僵緊或「不對勁」，吸氣四秒同時收縮此處肌肉，然後吐氣八秒放鬆。按照你的需求重複，時間最多十分鐘。

胸椎鬆動術 1

這是另一個練習呼吸與放鬆軀幹的方法，令你能夠更充分地呼吸。「胸椎」是胸背脊椎（thoracic spine）的簡稱，也就是上中背。胸椎僵緊不僅會阻礙呼吸，還會對下半部脊椎造成壓力，甚至可能引發疼痛。增加胸椎活動度是恢復身體諸多潛在能力的絕佳方法。

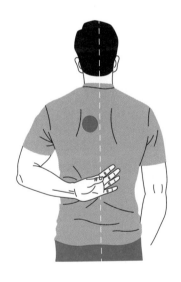

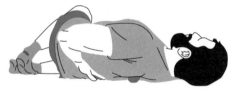

此鬆動術具備兩大功能，鬆動背部與打造良好的肩膀型態！

躺在地板上，將一顆小球放在背部中間左側，位置介於脊椎與肩胛骨之間。一開始先觀察自己在這個姿勢能否充分吸氣與吐氣。然後，抬高臀部以對背部進一步施壓（如果你想要的話。請記住必須仍能呼吸，不至於閉氣）。現在，將你的左臂放在中下背部下方。緩慢地深呼吸，並在球上輕輕地來回滾動，讓球沿著肩胛骨的走向往下滾。接著換邊。球的壓力在某些區域可能感覺比較強烈。維持呼吸，每邊進行最多五分鐘。

鼻子呼吸走路

詳見第 126 頁。

額外加分：嘴巴貼上膠帶

在奈斯特《3.3 秒的呼吸奧祕》一書出版後，運動膠帶幾乎被搶購一空，因為許多人深受啟發，開始使用膠布，以確保自己睡覺時用鼻子呼吸。但這真的有效嗎？報告顯示，它能讓打鼾者停止打呼、矯正睡眠呼吸中止，並有助於取得高品質睡眠。我們聽說嘴巴呼吸者早晨醒來時乳酸水平較高，而這是一種壓力的徵兆。嘴巴貼上膠帶是一種解決方法（走路時練習以鼻子呼吸，也能幫助強化此習慣，詳見第 126 頁）。

儘管聽起來非常極端甚至有點恐怖，但根據我們自己的經驗，這個方法非常安全且效果絕佳。我們遵循奈斯特的建議，只使用方形郵票大小的布膠帶（fabric tape），橫向貼在嘴巴上。晚上熄燈前先貼好膠布。如果有窒息感的話，可以慢慢來。先嘗試 10 分鐘，然後 20 分鐘，慢慢增加至整晚都貼著。

反對與擁抱新科技

在這個充滿高科技健身裝置的世界裡，凱利有一個小祕密：他還活在類比時代，不太愛用現代科技。其實這也不算祕密，他手上戴的樸素手表（經典款，沒有多餘花俏功能）已

透露一切。他喜歡小裝置與應用程式，但主要用在他人身上（只有少數例外）。相反地，茉麗葉對於古老諺語「測量能促進管理」深信不疑。她是科技裝置與應用程式的忠實信徒，認為這些工具能夠追蹤健身與健康數據，並作為改善的起點。她（似乎）無時無刻都在追蹤一百項數據。對她而言，這些數據不僅提供詳細資訊，更重要的是還很好玩。

我們對於健身科技抱持不同觀點，但共同看法是：這沒有什麼對錯。如果智慧手表、應用程式或其他裝置（呼吸訓練器、數據蒐集裝置、健身追蹤器等）能幫助你完成目標，我們都支持。如果你覺得不需要這些事物，請不要擔心，你並沒有錯過什麼。每個人的選擇不同。如果你有興趣了解更多資訊，我們有三項推薦如下。

APNEA TRAINER 應用程式：「apnea」的意思是呼吸暫時停止。這款程式能引導你進行閉氣以提高二氧化碳耐受度。

CORE BY HYPERICE 裝置：你可以將這個小裝置握在手裡，它使用燈光與振動引導你進行不同的呼吸與冥想練習。它具備生物感測器，能追蹤心率，且能與手機配對以追蹤你的進展。

GARMIN 公司：這家公司推出了許多功能不同的智慧手表，包括針對特定運動項目的款式。這些追蹤器具備各種功能，包括脈搏血氧儀（追蹤血氧飽和度）與心率監測器。

生命徵象　**3**

伸展你的髖關節

評估：沙發測試
身體練習：髖關節鬆動術

旅行時，我們對於機場安檢異常感興趣。我們隨著隊伍慢慢往前推進，逐漸靠近美國運輸安全管理局安檢人員，看著大家站在全身掃描儀前面，兩腿分開、雙臂高舉過頭。然後我們注意到有些人的髖關節鎖死在屈曲狀態。或許只有在意動作品質與健康的人（例如我們兩人）才會熱愛這個觀察人類的遊戲，但它也證實了我們平常工作時看到的現象：多數人髖關節的伸展受限。

讓我們複習一下。如果你還記得的話，屈曲指的是身體部位之間角度變小。當你坐著時，髖關節處於屈曲狀態，軀幹與大腿之間大約呈 90 度角，遠低於你站立時的角度。當你做跨步蹲時，後側那隻腿伸直，髖關節便處於伸展狀態，軀幹與大腿之間的角度變大。髖關節的屈曲與伸展就像陰與陽。

我們可以觀察到，有些人接受全身掃描儀安檢時髖關節屈曲、大腿與骨盆前傾，因為他們有「香蕉背」（banana back）的問題。如名稱所示，他們的身體彎成不健康的香蕉形狀，軀幹向前突，弓背，這樣的姿勢會對身體系統造成壓力，也更難正確呼吸。

這並不是說，顯現香蕉背情況的人髖關節屈曲的程度如同坐在椅子上，但即便只是輕微屈曲也會妨礙身體對齊。這也意味著，他們將雙臂高舉過頭時，會由於髖關節伸展受限而無法穩定身體。如果改善伸展程度，他們便能矯正問題，身體站直並避免失衡，甚至能預防疼痛。

想想人體的設計，人體是用來起身與坐下、提著東西四處走動，以及揮動與投擲物品。這些動作都需要伸展髖關節，才能提供向前推進的動力。髖關節伸展受限基本上會減弱動作力量，導致你無法輕鬆迅速地行走與奔跑、難以從蹲下的姿勢起身，甚至無法將網球投遠，導致你的狗無法充分運動。髖關節伸展是良好功能性動作的基本要素，若能充分伸展，也能預防疼痛，令你上下樓梯或看完整場電影時，不至於感到膝蓋疼痛。同樣的，髖關節若能充分伸展，即便你整天忙著準備感恩節大餐，沒有片刻坐下休息，或是整晚站著聽演唱會，背部肌肉也不會抽筋。

我們經常被問到一些類似問題。「若只打算做一項鬆動術，你會推薦什麼？哪一項能讓我們付出最少努力得到最大收穫？」基本上，他們想問的是「哪一個身體部位最重要？」這就好比問你的姑媽，「在妳三個孩子裡，最喜歡哪一個？」或是問你自己，「身體有兩顆腎臟，你要照顧哪一顆？」或是，「保養汽車時（我們喜歡拿汽車做比喻），你會對調輪胎卻不檢查機油嗎？」這非常不切實際，對吧？因此，讓我們先說明一下，我們並不認為僅做

一項鬆動術或特別照顧某個身體區域（忽略其他部位）是明智作法。但我們承認，髖關節伸展鬆動術（最好不要只做一項）或許對你的生活機能影響最大。如果只能選一個，那非它莫屬。

評估：沙發測試

判斷髖關節伸展程度的最佳方法是「沙發測試」。在你因測試名稱包含「沙發」而感到興奮前，讓我們解釋一下，這與舒服地躺在沙發上沒有關係（但誰不喜歡這樣呢？）。相反地，沙發測試之所以如此命名，是源自一項鬆動術：「沙發伸展」，也就是將膝蓋壓在沙發坐墊上，脛骨靠著沙發椅背。此鬆動術由凱利發明，因費里斯（Tim Ferriss）將它納入著作《身體調校聖經》（The Four-Hour Body）而廣為人知。你可以輕易地將它融入生活裡，邊看新聞或串流節目邊做。其實此測試最好在地板上進行（脛骨靠在牆上），但要是太困難的話，也可以在沙發上做。

沙發測試測量的，是你向後伸展髖關節的能力與股四頭肌的動作範圍。當這兩項功能恢復正常水平時，你的雙腿便能完成所有必要動作。如果你從未做過跨步蹲或瑜伽戰士一式與二式姿勢，那你可能對於沙發測試的髖關節伸展動作感到陌生，覺得很難做。請不要擔心。妨礙你通過測試的身體限制（你可能甚至不知道限制的存在），是可以透過練習來緩解的。如同本書裡的許多生命徵象，我們希望引起你對於特定問題的關注，如此一來你不僅會努力維持髖關節靈活度，當某些問題出現時，也會將髖關節靈活度不足列入檢查清單。你有下背痛或膝蓋疼痛？跑步或走路速度變慢？走路時彎腰駝背？髖關節伸展不足可能是背後原因或其中一項因素。

此測試的一個重要面向是，伸展髖關節的同時需盡可能收緊臀肌（或許令人意外），這是為了啟動你的臀大肌（臀部最大肌群）。這個步驟之所以重要，是因為毫無控制地伸展髖關節會導致你不樂見的香蕉背。是的，你希望能將腿伸到身後，但為了讓這個動作既安全又有力量，髖關節必須與臀肌合作（關於臀肌的更多資訊，詳見第 90 頁〈臀肌的重要性〉）。此測試實際上並未將腿往後伸太遠，相反地，它測試你同時伸展與啟動臀肌的能力。這是你安全且穩健地恢復基本動作的方式。

測試時記得配合呼吸，這也有助於維持姿勢品質與安全。我們說的呼吸，是透過鼻子充分呼吸，將空氣吸入整個軀幹。如果執行難度較高的姿勢時無法充分呼吸，請退回到更簡單的動作。如果你執行最簡單的動作時無法做到腹式呼吸，請將此做為努力的目標，在完全掌握前，不要進階至更難的動作。

事前準備

你需要一面空牆，以及與空牆相接的地板空間，或許還需要一張沙發。當你在地板上測試時，可用毯子或枕頭墊在膝蓋下方做為緩衝。測試開始前請脫鞋，以免在牆上留下痕跡。

測試

與沙發相比，在地板與牆角進行測試更能準確評估髖關節動作範圍，因此請你從地板／牆開始。如果難度太高，或是因生理限制無法使用地板，可以改在沙發做並遵循相關指示。

在地板上／靠牆

姿勢1：左膝抵住牆角，脛骨靠在牆上，腳趾朝上。右膝跪在你面前的地板上，雙手撐地。你的軀幹應該向地板傾斜。左膝持續抵住牆角，盡可能繃緊臀部並吸氣緩慢數到5，然後放鬆臀部並吐氣緩慢數到5。重複5次。一邊做完再換另一邊。如果覺得太簡單而且你能收緊臀肌（能夠啟動臀肌是此測試重點）的話，請進階至姿勢2。如果你不確定自己是否繃緊臀部，可以伸手觸碰確認一下。另一方面，請確認自己能夠呼吸！在理想情況下，你可以同時收緊臀肌與吸氣。

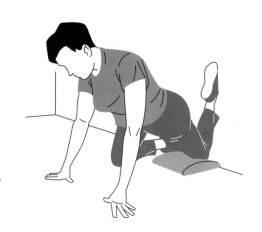

從姿勢1開始，如果你能夠做到的話，就進階至姿勢2。

姿勢2：從姿勢1開始，抬起右膝，彎曲成90度角，並將右腳放在你面前的地板上。你的軀幹應該向地板傾斜，左膝持續抵住牆角，盡可能繃緊臀部並吸氣緩慢數到5，然後放鬆臀部並吐氣緩慢數到5。重複5次。一邊做完再換另一邊。如果覺得太簡單而且你能收緊臀肌的話，請進階至姿勢3。

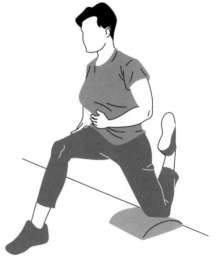

我們大部分時間可能都花在姿勢 2
附近。

姿勢 3：從姿勢 2 開始，軀幹
挺直，盡可能與牆壁平行，左
膝則持續抵住牆角。盡可能
繃緊臀部並吸氣緩慢數到 5，
然後放鬆臀部並吐氣緩慢數到
5。重複 5 次。一邊做完再換
另一邊。

軀幹抬高至直立姿勢，許多人僵緊
的問題會開始顯現。

在沙發上

姿勢 1：站在沙發前面，背對座椅。左腿往後抬高，彎曲膝蓋，
塞進靠背與坐墊交界處附近。脛骨靠在沙發背上，腳趾朝上。軀
幹挺直，右腳持續踩在地板上，右膝彎曲。左膝持續跪在坐墊上，
脛骨靠著椅背，繃緊臀部並吸氣緩慢數到 5，然後放鬆臀部並吐
氣緩慢數到 5。重複 5 次，一邊做完再換另一邊。如果覺得太簡

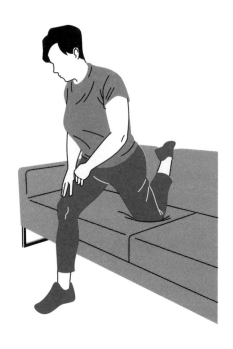

單而且你能收緊臀肌（能夠啟動臀肌是此測試重點）的話，請進階至姿勢 2。你可以讓膝蓋離沙發椅背遠一些，以調整至更舒服的姿勢。

這是「沙發測試」的最初構想，你可以邊看電視邊做！

姿勢 2：從姿勢 1 開始，將右腳放在沙發座位上，膝蓋彎曲成 90 度角。左膝持續跪在坐墊上，脛骨靠著椅背，繃緊臀部並吸氣緩慢數到 5，然後放鬆臀部並吐氣緩慢數到 5。重複 5 次，一邊做完再換另一邊。

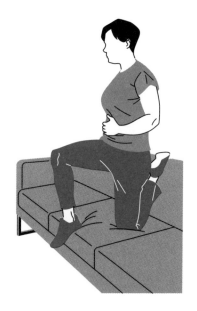

前腳放在沙發上，可以讓動作更吃力。

解讀結果

一邊髖部比另一邊僵緊是很自然的事，原因可能包括：你慣用左腳、開車時用右腳踩油門、習慣用同一隻腳推動滑板，或是你過去曾經受傷。無論原因為何，這會導致你某一隻腿能做到某個姿勢，另一隻卻不行。

你在地板上可以做到姿勢 1：你的髖關節動作範圍相當不錯，但請記住：正如物理治療學校經常說的那樣：肌肉就像忠實的狗。如果你專心訓練肌肉，肌肉就會改變。所以請繼續加油，直到你能夠做到姿勢 2。

你在地板上可以做到姿勢 2：如果髖關節能伸展到這個程度，就算是相當接近動作範圍末端。請繼續練習，你很快就能做到姿勢 3。

你在地板上可以做到姿勢 3：恭喜你！具備這樣的髖關節靈活度，可以讓你在各式運動裡表現卓越（如跑步與游泳），並免於背部與膝蓋疼痛困擾。練習有助於確保你不至失去此動作基本要素。

你在沙發上可以做到姿勢 1：這是你的起點，請努力提升至基本水平。

你在沙發上可以做到姿勢 2：這是基本水平。即使如此，你伸展髖關節的能力可能很有限。原因可能是你坐的時間很長、不常走動。也可能是這個區域天生很僵緊。請在地板上試試，看看你的伸展程度如何。

何時該重新測試？

當你執行沙發伸展（詳見第 99 頁）時，就是在重新測試。請留

意自己進步的程度。

伸展你的髖關節

所有念過國小一年級的人都知道，「膝蓋骨連到大腿骨，大腿骨連到髖骨，髖骨連到脊椎骨」。即便這首〈枯乾的骸骨〉（Dem Bones）的歌詞深深印在我們腦海裡，但多數人遇到身體不如預期那麼靈活或感到不舒服時，都會忘記其中的關聯。正如這首歌所說，一切事物彼此相關，正因為如此，髖部在身體健康扮演特別重要的角色，甚至會影響你大腳趾的活動表現。

我們稍後會討論這一點。但讓我們先談談，為何無法將髖關節伸展至正常範圍會影響到下背部，也就是折騰許多人的身體部位。即便你只是靜靜地站著，髖部對於背部姿勢也有很大影響，當你想快走或奔跑時更是如此。想知道髖關節伸展不足是什麼感覺，你可以試試這個動作：彎腰，讓背部與地面呈現 45 度角，將雙手插進口袋，透過布料抓住大腿上方皮膚（如果沒有口袋，就透過衣物抓住皮膚）。現在試著站直身體，你會發現很難做到。當身體試圖克服這個生理限制時，最終下場不是彎腰駝背（許多髖關節無法伸展的老人有此問題，並增加跌倒的風險），就是過度伸展的香蕉背。

這個動作當然是刻意誇大，但可以讓你稍微了解髖關節無法伸展為何會引發一系列問題。身體以腰肌與髂肌這兩大肌群連接骨盆與股骨（大腿骨）。如果它們變得僵緊或縮短（髖關節伸展不足時便可能發生），就會拉扯脊椎，造成髖關節屈曲，站立時則會造成香蕉背。維持功能性極差、歪斜的香蕉背姿勢非常費力，

可能導致你活動時下背部疲勞與疼痛。不僅如此，髖關節無法伸展，背部就會將骨盆往前拉來代償，導致橫膈膜、骨盆底與腹肌無法有效運作。其中一個後果是你無法獲得生命徵象 2 章節提到的充分呼吸。

我們在髖部以上相連的身體部位經常看到上述情況，但髖關節伸展不足也會影響下半身。每個人的髖關節都能伸展到一定程度，從走路就能看出來。你從停車場大步走進辦公室或在家中走廊閒晃並不需要伸展太多。你腳踏出去，腿往後移，因此前進。但如果你的動作範圍很小，腿無法大幅往後移動，身體通常會尋求替代方式以維持平衡與穩定，也就是當髖關節往後伸展時，腿、膝蓋與腳會往外旋轉。突然間，你走起路來像鴨子，且後續可能出現一些問題。你的膝蓋可能變得僵硬、痠痛，腳踝（當我們移動時，這個自然演化的禮物提供推進動力）動作軌跡可能偏移並造成疼痛。如果你是跑者，最終可能變成腳跟著地，也就是腳與地面的第一個接觸點是腳跟。這不一定是壞事，有些腳跟著地的跑者表現得很好，但對於其他人來說，這提高了受傷風險。

接下來讓我們談一談大腳趾，這個身體部位肩負重要任務。人類與靈長類近親的區別之一是直立行走的能力，而這主要歸功於大腳趾。大腳趾屈曲、用力並推動地面，令我們得以前進（如果你觀察黑猩猩的腳，你會發現牠們腳趾對齊的方式與人類不同，但黑猩猩用大腳趾抓取東西的能力更強）。但當髖關節伸展不足且足部以外旋代償時，腳趾的推進作用變得微不足道。相反地，如果髖關節伸展能力良好，便能從大腳趾獲得很大動力（跑步、快走與健行的人請注意），再度證明了能夠靈活地將腿往後移十分重要。

臀肌的重要性

臀肌（臀部的大肌群）在髖關節伸展上扮演重要角色，現在讓我們談論一下這個主題。臀肌是人體最大肌群，功能之一是控制骨盆，讓它不會前傾，避免你出現香蕉背，以及隨之而來的壓力與失衡問題。基於這個原因，在需要時能夠啟動（收緊）臀肌便相當重要，例如執行沙發伸展（詳見第 99 頁）或平板撐體時，還有拿箱子或長時間站立等簡單活動。你在執行日常事務時（如使用立桌）不需要一直收緊臀肌，但偶爾收緊來檢查一下，是重新調整姿勢並確保姿勢良好的不錯方法。因此，站立辦公一、兩個小時後，或在熟食店排隊時，收緊臀肌有助於你確認骨盆是否有前傾並拉動脊椎。

研究顯示，臀肌無力可能導致膝蓋損傷、慢性下背痛、脛骨疼痛、老年人容易跌倒等。相反地，強而有力的臀肌經證實能夠補救以上許多情況。如果你曾做過平板撐體（伏地挺身最高位置），應該可以體會到臀肌提供的穩定效果。在做這個動作時，如果臀肌沒有收緊，背部可能下沉，一旦有人推你的髖部，可能就會倒下。但如果有收緊臀肌，就會像是一塊木板，即使有人坐在身上，依然能維持穩定。

如果這不足以說服你關心自己的臀部，那或許臀部形狀會是你在意的重點。現在有不少人進行植入式豐臀手術（這樣的手術確實存在！），證明翹臀確實是大家渴望的身材。但事實上，強化臀肌、讓屁股漂亮且豐滿其實非常簡單：你只需要收緊臀肌。美國威奇塔州立大學 2019 年發表的一篇研

究便要求 16 名受試者這麼做。這群人每天僅需收緊臀肌 15 分鐘（不一定要一次做完，分開做也可，只要總時間達到 15 分鐘即可），藉此測試強化臀肌的效果。其中一組人坐著收緊臀肌，每次 5 秒，2 次中間短暫放鬆（基本上是等長收縮）。另一組人則做「雙腳橋式」運動，也就是仰躺在地上、膝蓋彎曲，抬起臀部短暫收緊，然後再放下來，總時間同樣是 15 分鐘。

八週研究結束後，兩組人馬在髖關節伸展與臀部肌力取得類似進步，但僅有坐著收緊那一組的臀部尺寸有增加。我們喜歡這項研究，因為它顯示了不必去健身房運動，也有辦法改善臀部肌力與髖關節伸展。雖然該研究的受試者是坐著做等長收縮，但站著做同樣有效。這表示在排隊等咖啡、洗碗或刷牙時都可以做，就這麼簡單。

投資你的未來（身體就是本錢）

我們經常在商業界聽到為未來做好準備的話題：3 年計畫、5 年計畫，或是製作願景板以協助你想像公司成功畫面。在日常生活裡，我們也常聽到個人退休金帳戶（IRA）、401(k) 退休福利計畫等各種安度「黃金晚年」的儲蓄方式。但你知道我們從未聽過什麼嗎？那就是制定身體方面的技能與能力計畫，令他們在 75、80、90 歲甚至更老時，依然能做想做的事。有人會制定 25 年計畫，終極目標是「我想陪孫子在迪士尼樂園玩兩天，但不必依賴其他人幫我將行李放入飛機座位上方的置物櫃。當我 99 歲時，我希望還能騎自己的登山車、跌倒時有力氣爬起來，同時能夠站著洗澡」嗎？

我們與運動員客戶一起檢視他們的訓練目標（想參加什麼賽事），然後回過頭來制定計畫。我們深入研究比賽細節，以幫助他們備賽。這正是所有人變老時應該做的事情，也就是仔細檢視老年的真實樣貌，並為此進行訓練，而不是祈求自己擁有絕佳基因。你可能無法阻止癌症或帕金森氏症這樣的災難，但仍然可以做一些努力，為未來歲月做好準備，即便老年可能還很遙遠。

我們認為阿提亞（Peter Attia）醫生的想法很棒。阿提亞提出一個名為「百歲人瑞奧運」（Centenarian Olympics）的概念，這是他對於「為何我們不訓練自己在 90 歲時仍然很厲害」的回應。阿提亞在參加友人之父的葬禮後提出了這個想法，當時場上許多人哀傷地表示，死者去世前十年無法從

事自己熱愛的活動：高爾夫與園藝。百歲人瑞奧運並不是實際的集體運動賽事，而是用來作為個人至高無上的目標。請思考一下自己想過怎樣的生活，將「身體會因年老而變得僵緊與虛弱」納入考慮，然後採取策略對抗身體可能出現的衰退。比方說，如果你想一直打網球，直到生命最後一刻，那就將重點放在肌力、平衡與活動度訓練，這樣才有可能實現目標。

本書內容旨在讓你一直到老年都能維持活躍與健康。如果你能納入規律運動，效果肯定更好（詳見第 285 頁，了解我們對運動的看法）。但我們想強調的重點是，為了年老時能活動自如，你必須現在就動起來或保持活動。我們與茱麗葉的父親沃倫（Warren）前往大峽谷冒險就是最好的範例。

這趟旅行對於身體的挑戰極大，包括 16 天在科羅拉多河划船、徒步健行，以及在惡劣氣候下睡在戶外。多數參加者介於 40 歲～ 49 歲，76 歲的沃倫是最年長的，但我們所有人做的事情，他都做了（當然不是在大峽谷國家公園散步）。我們遭遇了沙塵暴（好幾次早上醒來，身上有洞的地方都進沙）、季風雨與攝氏 40.5 度的高溫乾旱。我們每天早上會將許多防水袋與露營裝備搬上橡皮艇，到了晚上再卸下。我們白天時會穿越 4 級與 5 級激流，這代表你不能在船上閒坐，必須奮力划槳。靠岸休息期間，我們會徒步健行 10 公里，路程十分艱難，包括攀爬與攀岩。

在一天結束後，沃倫可能比我們更疲累一些，但他沒有錯過

任何事情。旅程結束時，所有人都敬佩他的敏捷與耐力。有些人表示，他們的父母與沃倫同樣年紀，但絕對無法完成大峽谷之行。當問到為何覺得自己能應付如此艱難的旅程時，沃倫表示：「嗯，肯定有基因的因素（身為科學家的他說出這類的話，並不令人意外），但我這輩子也一直都在運動。」

我們當然認為後者才是主因，畢竟基因的幫助有限。重點是沃倫確實有投資自己的未來。早在 1970 年代，他就開始上健身房並做重訓，當時這兩項活動還不太流行。他也會背著背包健行。他很早就養成健康的習慣，而這帶來絕佳回報。

以下是你投資自己未來的方式：想一想年老時想做哪些事情。發揮你的想像力。做什麼事情會令你感到幸福？將它們寫下來以展示決心，而且當你動機消退時，至少有一些東西可以回顧。然後，請以本書為起點，做你該做的事以維持身體強健，讓清單成為事實。現在就開始，以免為時已晚！

讓你的步伐更輕盈

如果我們天生具備充足的髖關節伸展能力，伸展範圍能超越身體中線，那這樣的能力為什麼會消失呢？如同許多文明病一樣，久坐是這個問題的主因。伸展的定義是組織拉長，令髖關節得以向後擺，而屈曲（你坐下時髖關節所處位置）會使髖部與腿部前方組織變短或變硬。隨著身體不斷適應這個被鑄造出來的模子，髖關節受限便無可避免。除了整天坐在沙發上看電視或坐著辦公會

導致組織持續縮短外，從事熱門的飛輪運動，以及其他需要長時間坐著的活動，例如騎自行車、坐在船上划槳，或是使用室內划船機，也會令你的身體逐漸適應並偏好這種姿勢。

人體的厲害之處在於能夠不斷適應。換言之，你可以重新「野化」髖部，但這需要有意識的努力。當菁英運動員帶著膝蓋或背部疼痛等問題來找我們時，我們首先會調查他們一天之中的動作型態與姿勢，以及他們沒做到的動作型態與姿勢。我們發現，幾乎所有人都缺乏髖關節伸展活動。因此，不僅僅是久坐、騎自行車等活動導致大家髖關節屈曲，缺乏伸展也是問題的原因。多數人（甚至包括菁英運動員在內）沒有太多機會把膝蓋大幅拉至髖關節後方。除非做瑜伽或其他需要大量跨步蹲的運動，否則不太可能處於這個姿勢。若仔細觀察踩踏滑步機（似乎能讓身體達到健康的動作範圍）的人，你會發現他們髖關節伸展幅度其實有限。

當我們深入研究該區域的構造，便可以知道髖關節缺乏伸展或久坐（或兩者都有）帶來的各種不良後果。其中一個可能狀況是髖關節囊（連接股骨頭球狀部分與髖關節窩的袋狀結締組織）在適應長時間的姿勢中變得僵緊，原因可能是下方跨越髖關節的股直肌變短，這是股四頭肌的其中一條，如同大腿上的斜背包。另一個可能是，從腳背經膝蓋到腹部的長條結締組織出現問題。這條結締組織也可能因適應而變得僵緊或縮短。我們也不能排除大腦的影響。其他原因可能還包括受傷或日常習慣等。但無論原因為何，現在大腦不允許身體做到生理上能夠做到的姿勢，也就是大腦出現盲點，但正確的刺激可消除此盲點。

身體經常出現變化，我們並不是每一次都能確定原因。老實說，我們也不是很在乎背後因素。我們在意的是如何以最快速度恢復

自然的動作模式，而好消息是你真的有辦法迅速調整。讓我們舉一個例子。

我們的朋友兼同事德弗蘭科（Joe DeFranco）是肌力與體能教練，他試圖幫助一名 NFL 跑衛在膝蓋手術後恢復往日狀態。喬在這名運動員的暖身裡加入一項髖關節活動度練習（類似本章後面介紹的鬆動術），然後要他跑 10 碼（9.1 公尺）衝刺。這個人做完練習後步幅立刻變大，因此打破他的個人紀錄，時間快了 0.05 秒。這看起來只是微小的進步，但如果乘以 10（100 碼比賽最佳成績快上 0.5 秒），或是考量到跑衛的工作是在第一檔進攻盡量推進 10 碼，那這個進步幅度便不算小。

若你有意提高跑步速度（雖然猜測只有小於 0.1% 的人有此目標），這絕對是好消息。但即便你不是跑者，也應該在意這件事。原因是這名跑衛的經驗顯示，你可以迅速改變身體活動的方式，無論是什麼動作類型都一樣。這件事對於喬影響極大。「看到一位菁英運動員將他的 10 碼衝刺時間縮短 0.05 秒後，我不禁思考充分伸展髖關節的重要性與強大效果。如果菁英運動員的身體能如此迅速、劇烈地改變，那麼擴大髖關節動作範圍的訓練會對一般人帶來什麼效果呢？」喬如此說道。「從那一天開始，我為所有非運動員客戶制定課表時都將髖關節伸展列為重點，它對於『掃蕩』常見問題與困擾產生極大影響。我的客戶現在骨盆位置更中立，下背部、髖部與膝蓋疼痛問題也減少了。」

這並不是特例。馬許（Travis Mash）是全球頂尖教練，他在旗下舉重運動員的訓練裡引進髖關節伸展鬆動術。當他與凱利一起參加播客節目時，他帶來了一些好消息。他表示，「凱利，我還沒告訴你，但你基本上解決了我們健身房裡的背部問題。當我們開始

著重於改善奧運舉重運動員的髖關節伸展能力時，多數人的背部疼痛都消失了。」這就是我們想聽到的！

如果這些都無法說服你相信「髖部功能完整非常重要」，讓我們最後再補充一個論點。你可能可以正常走路、定期跑步，沒有出現過問題，也沒有明顯的香蕉背困擾，或是任何顯示你身體不平衡的徵兆。但當你想要增加運動強度時（例如爬山健行、在 5 公里賽事突破個人紀錄、在泳池更賣力踢腿以甩開同伴、度假時暢遊義大利托斯卡尼山城等），良好的髖關節伸展能力將是你的得力助手。這就像是脫掉過緊的牛仔褲，你可以自由活動，隨心所欲地動。

即便你絲毫沒有自我提升的打算，伸展髖關節也是身體的基本保養，而且還能協助對抗衰老。你將能更輕鬆地活動。此外，這也是在進一步提醒，如果你有疼痛問題，可以先留意髖關節伸展。根據我們自己與他人的經驗，髖關節伸展鬆動術可以解決看似十分棘手的身體狀況。

為什麼我們有大腦？就是為了做出動作

我們擁有大腦，可能是為了思考一些問題，像是為何我們會有大腦？當然，精明的大腦幫助我們稱霸動物界（遇到憤怒河馬是特殊狀況，詳見第 71 頁）。但有些人相信（包括我們在內），大腦最重要的工作是指導身體活動。美國哥倫比亞大學神經科學家沃伯特（Daniel Wolpert）也支持此理論。他早在 2011 年 TED 大會演講時便清楚說明這一點。他當

時在螢幕展示一張海鞘的照片，令人好奇這與他的演講主題「大腦存在的真正原因」有何關係。海鞘是非常簡單的生物，特別是沃伯特展示在螢幕上的這個品種，看起來就像空水瓶（身體半透明，帶有羅紋，像是纖維素構成）。

海鞘構造雖然簡單，但與人類一樣擁有大腦與神經系統（至少在生命初期時）。海鞘幼蟲會在海洋自由游動，但最終會找到一塊合適的岩石附著上去，度過餘生。一旦安頓下來，海鞘就會吃掉自己的大腦與神經系統。這聽起來很奇怪卻也很有效率：反正現在完全靜止不動，海鞘也就不再需要它們了。沃伯特告訴觀眾，「做出動作是大腦最重要的功能」。

身體練習：髖關節鬆動術

多數人以不對稱的方式使用身體。你花在伸展髖關節的時間不可能與屈曲一樣多，也沒有人（至少我們兩人）期待你這麼做。你不需要做到這一點。但減少你坐著的時間（詳見生命徵象9），且每天透過一些專門的動作伸展髖關節，非常有助於恢復正常動作範圍。這不是什麼神奇的事，僅是「用進廢退」（經常使用以防退化）原則的體現。

強化髖關節伸展的身體練習，意味著你必須實際將髖關節伸展開來（毫不令人意外），並做一些動作來放鬆附近僵緊的組織。請經常執行這些鬆動術。我們也建議你將額外加分的鬆動術納入日常行程。這並非強制命令，但絕對值得。

沙發伸展

沙發伸展基本上就是沙發測試，唯一差別是伸展時間更長。再說一次，雖然在地板上做的效果最好，但如果你想要一邊看最愛的電視特輯或其他節目，一邊在沙發上伸展，也絕對可行。我們只是希望你的髖關節能夠多伸展，並不限制操作的地點。

提醒你幾件事。你兩邊髖關節的伸展能力可能不同，請根據自己的需求調整。也別忘了呼吸。與呼吸短淺或閉氣相比，深呼吸時對筋膜與結締組織的挑戰是不一樣的。呼吸能讓你嘗試更大的動作範圍。請記住：如果你在某個姿勢下無法呼吸，那就是尚未掌握此姿勢。

調整姿勢的建議：如果發現兩邊很難做到三分鐘的沙發伸展，你可以一次進行一分鐘，休息一下再繼續。或是你可以移動膝蓋，距離牆壁或沙發椅背遠一點，這樣可以減輕強度。另一個方法是，當你在地板上處於姿勢 1 或 2 時，在面前放一把椅子，然後雙手放上去以支撐上半身。

在地板上／靠牆

姿勢 1（第 84 頁）：一旦你做到此姿勢，左膝持續抵住牆角，繃緊臀部並吸氣緩慢數到 5，然後放鬆臀部並吐氣緩慢數到 5。重複三分鐘。一邊做完再換另一邊。如果覺得太簡單而且你能收緊臀肌的話，請進階至姿勢 2。

姿勢 2（第 84 頁）：一旦你做到此姿勢，軀幹向地板傾斜，左膝持續抵住牆角，繃緊臀部並吸氣緩慢數到 5，然後放鬆臀部並

吐氣緩慢數到 5。重複三分鐘，可以視自己的情況休息一下。一邊做完再換另一邊。如果覺得太簡單而且你能收緊臀肌的話，請進階至姿勢 3。

姿勢 3（第 85 頁）：從姿勢 2 開始，軀幹挺直，盡可能與牆壁平行，左膝則持續抵住牆角。繃緊臀部並吸氣緩慢數到 5，然後放鬆臀部並吐氣緩慢數到 5。重複三分鐘。一邊做完再換另一邊。

在沙發上

姿勢 1（第 85 頁）：一旦你做到此姿勢，左膝持續跪在沙發座墊上，左脛骨靠著沙發背，繃緊臀部並吸氣緩慢數到 5，然後放鬆臀部並吐氣緩慢數到 5。重複三分鐘，一邊做完再換另一邊。如果覺得太簡單而且你能收緊臀肌的話，請進階至姿勢 2。

姿勢 2（第 86 頁）：一旦你做到此姿勢，左膝持續跪在沙發坐位上，左脛骨靠著沙發背，繃緊臀部並吸氣緩慢數到 5，然後放鬆臀部並吐氣緩慢數到 5。重複三分鐘，一邊做完再換另一邊。

股四頭肌—大腿鬆動術

股四頭肌是人體最大肌群之一，負責執行身體的大量任務，同時協助支撐體重並讓你得以四處移動。大部分時刻，它們都很擅長維持坐姿所需的長度。此鬆動術有助於恢復股四頭肌僵緊組織的彈性。你會需要一個滾筒，但也可用管狀物品取代（如葡萄酒瓶、擀麵棍，或兩顆棒球用膠帶捆在一起）。

趴在地板上，滾筒放在右大腿頂端下方（但實際上，位置可以是

髖部頂端到膝蓋之間的任何區域）。右腿稍微滾至外側，然後慢慢往內側滾。確認施加足夠壓力，但依然能讓你充分呼吸。如果力量大到令你喘不過氣或閉氣，請減輕壓力。有系統地進行鬆動，沿著大腿往上或往下左右滾動。可能會有一點不舒服，這非常正常，也沒有什麼問題。滾動的感覺應該是舒服的壓力。一邊做完再換另一邊。每一邊從2~3分鐘開始，逐漸增加至4~5分鐘。

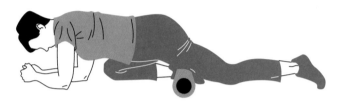

在保養身體方面，鬆動大腿的愉悅程度或許最低，但重要性應該是最高的。

額外加分：髖關節伸展等長運動

如果你每天可以抽出幾分鐘時間，不妨做這些簡單且非常有效的等長運動，也就是在過程中需要收縮與放鬆肌肉的運動（如果你能握緊拳頭，那就是在做等長收縮）。這些動作的運作原理與訓練特定肌肉（如二頭肌彎舉）不同。它們讓你的身體處於自然姿勢（比你日常生活使用的姿勢誇張一點）。當你擺出這些姿勢並進行收縮與放鬆，等於是在告訴大腦：「我可以做到這個姿勢，而且很安全，一切沒問題，你應該允許我的身體在必要時擺出這種姿勢」。

跪姿等長

跪在地板上，右腿呈90度角，左膝在臀部後面跪地，軀幹挺直，雙手可以放在右膝上。左側臀肌收緊，右膝盡量往前移動（由於臀肌收緊，因此無法移動太遠），並維持此姿勢。呼吸時（吸氣緩慢數到5，然後吐氣緩慢數到5，持續一分鐘）維持臀肌張力。確認在這段時間用力那一側的臀肌都持續收緊。一邊做完再換另一邊。

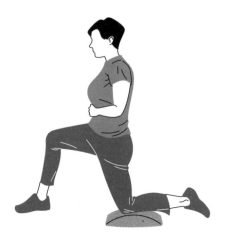

此動作很容易融入日常生活。提醒你的大腦讓臀肌發揮功能是額外的好處！

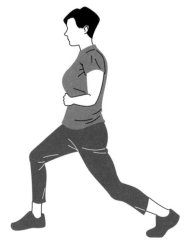

這個動作是站姿，任何地方都可以做，例如等公車時、足球比賽在場邊等待時。

站姿等長

右腳在前，左腳在後。稍微彎曲右膝，進入中度跨步蹲姿勢。你應該會感受到左大腿前方的張力。臀肌收緊（左側）並維持此姿勢。呼吸時（吸氣緩慢數到5，然後吐氣緩慢數到5，持續30秒）維持臀肌張力。一邊做完再換另一邊。

沙發等長（後腳抬高迷你跨步蹲）

背對沙發扶手站著。右腳向
前跨步，左脛骨靠在扶手
上。彎曲右膝，進入中度跨
步蹲姿勢，臀肌收緊並維持
此姿勢。呼吸時（吸氣緩慢
數到 5，然後吐氣緩慢數到
5，持續 30 秒）維持臀肌張
力。一邊做完再換另一邊。

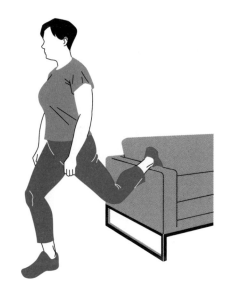

這項運動若加上負重並做得更動
態，便成為全球訓練界不可或缺
的項目，通常稱為「保加利亞分
腿蹲」。

正確行走

評估：每日步數計算
身體練習：刻意行走與走更多的策略

久坐（形容詞）
缺乏活動習慣；與坐姿有關。

如果你在一天之中動得不多，大概能知道自己符合「久坐」的定義。這或許是你閱讀本書的目的（至少我們如此希望！）。但要是你經常運動（甚至到了狂熱地步），你可能會驚訝地發現自己也符合久坐的標準。許多每週運動 3~5 次的人，或是耗費大量時間從事訓練的運動員，都很驚訝自己被我們歸類成「少動」族群。你可能平常有在爬樓梯、練 CrossFit 或皮拉提斯，然後覺得自己「太棒了！做得非常好」。但你可能整天（早上 8 點到晚上 8 點）坐在辦公桌前面忙於自己的法律或程式設計工作，接著吃晚餐，

最後觀看串流節目結束一天。如同我們之前所說，每天花 30~60 分鐘運動是很好，但要是其餘時間都坐在椅子或沙發上，會部分抵消運動帶來的好處。

我們並不是要懲罰任何人，沒有要他們戴上笨蛋高帽，脖子掛著「久坐」標誌到角落罰站。我們非常清楚，當前關於活動處方的建議（從事多少活動與什麼類型的活動）確實令人困惑。此外，我們的生活過於忙碌、複雜，且整個環境設計的本意也是要讓我們久坐。辦公室工作已成主流，科技又便利迷人，有時想活動一下也不容易。我們的目標是釐清「久坐」（sedentary）與「活躍」（active）的真正涵義，以及更重要的，告訴你如何做才能增加活動量。你或許已經猜到了，解決辦法與走路有關。整個社會都可以嘗試多動一些，畢竟我們生來就要動。走路不僅能有效率地提升活動量，也攸關身體所有系統與結構的強健程度。走路這麼簡單的活動，好處卻超越市面上任何健身器材或俱樂部會籍，是最棒的運動工具。儘管如此，如果生理限制導致你不便行走，也不要放棄更常動的念頭。我們過去在舊金山開設 CrossFit 健身房期間，便設計了一套適應性運動計畫，讓各種身心障礙人士能夠用許多方式去活動，所以我們非常了解絕對有選項可以替代走路。所有活動都是好活動，是你逃離久坐生活與其殘害的門票。

久坐到底有哪些壞處，一直是部分人爭論的焦點。久坐的危害堪比抽菸嗎？此論點有些誇張。如果你是人類，在某些時刻總會坐下，這是不可避免的，也是可接受的。但研究顯示，一般人坐的時間都過長，對生理與健康帶來不良影響。2010 年，美國癌症協會研究人員根據 123,216 位成人的流行病學數據發表了一項研究。他們發現，一天中大部分時間坐著的人，死亡風險會大幅增加。根據該研究的衡量標準，與每天坐不到 3 小時的人相比，每

天坐超過 6 小時的女性與男性早死機率分別高出 37% 與 18%。不僅如此，久坐對於規律運動者的負面影響同樣顯著。後續研究也得出類似結論。

「坐著」已成為「久坐不動」的同義詞，因為多數人坐在椅子或沙發時幾乎不動。健康專家則以「低代謝當量」（Metabolic Equivalent, MET）形容此狀況。代謝當量這個數據的意思是：你在休息狀態下（相對於身體活動）的能量消耗水平。久坐的活動強度低於 1.5 METs，你絕對不想長時間維持在這個水平。「長時間」的意思是什麼呢？我們的定義是，超過 30 分鐘不起身四處走動。光是走路（速度不必快，也不一定要爬樓梯或爬坡），你就可以將 MET 分數提高三倍。

了解代謝當量的涵義非常有用，但有一個更簡單的方法可以估算日常活動水平，也就是追蹤每日走路步數。計算步數已成為監控身體活動的主要方式，原因是大家都可輕易執行，而且提供了準確的概要，可以顯示身體活動的程度。關於我們那些過著狩獵與採集生活的祖先每天走了多少步，眾說紛紜，大概介於 1.2 萬～1.7 萬步之間。若從還有狩獵與採集習慣的當代原住民部落研究來推估，約為每日 1.5 萬步。不管採用什麼標準，我們多數人都遠遠落後。根據「美國活動度」（America on the Move）調查（雖然是 2010 年發表，但我們敢說現在情況應該差不多，新冠疫情期間的數據甚至可能更低），美國民眾每天平均僅走 5,117 步（約 4 公里），遠低於今日廣泛認可的建議水平。相比之下，澳洲民眾每天平均走 9,695 步，日本人平均走 7,168 步[1]。他們的肥胖率也明顯較低，這絕非巧合。我們知道，美國肥胖率較高的因素眾多，較少走路僅是其中一項文化差異，但這無法成為反對每天多活動的藉口。

你走路的時間越多，越能保護自己，讓自己遠離肥胖、糖尿病、心臟病、部分癌症、骨質疏鬆症、關節炎疼痛、感冒與流感、憂鬱症與焦慮等。好處可不僅於此。從活動度的角度來看，走路可以活動關節，並對於骨骼（包括脊椎與足部骨頭，這非常重要！）與軟組織施加負荷，進而提高身體耐用性並預防疼痛。走路還可以改善各方面健康（循環、睡眠、腦神經化學等），以支持身體活動。我們划過湍急河流，在雪道上滑行，從陡峭山坡騎車下山，跑過蜿蜒小徑，並舉起笨重啞鈴，但對我們來說，這些都是額外活動。沒有什麼事物能取代走路。

評估：每日步數計算

計算步數不僅能簡單記錄活動水平，更棒的是所有步數都算在內。這包括你刻意出門散步，以及從事日常活動產生的「附帶」步數，像是在超市走道閒逛、上下樓到各個房間收拾衣物，或是下車走到目的地等。這些附加活動都能增加每日走路步數，知道這一點或許能成為累積更多附帶步數的動力。突然之間，將購物車推回商店前面（而不是就近塞在車子旁邊）有了新的意義。

我們建議你每天走 8 千～ 1 萬步，如果能走到 1.2 萬步以上更好。以一天而言，這是合理的步數（我們說的是「合理」而非「輕鬆」，我們承認這並不輕鬆，但至關緊要）。而且，這背後有研究支持。1965 年，「每天走 1 萬步」的口號成為熱門健康話題，

1　【編注】根據 2017 年發表的研究，使用智慧型手機應用程式計算，臺灣人平均日行步數為五千步。Althoff T, Sosić R, Hicks JL, King AC, Delp SL, Leskovec J. Large-scale physical activity data reveal worldwide activity inequality. *Nature*. 2017 Jul 20;547(7663):336-339. doi: 10.1038/nature23018.

但並非源於美國醫學界權威研究（大家可能以為如此），而是由一家日本計步器公司的行銷部門提出。事實證明，這家計步器製造商的說法確實有幾分道理，後續多年研究證實他們的口號極具先見之明。最近（2020 年）一項由多國衛生組織研究團隊執行的大型研究發現，與 4 千步相比，每天走 8 千步的人死於各種原因的風險低了 51%。走 1.2 萬步的人死亡風險低了 65%。

在這項測試裡，我們要求你追蹤三天的步數，然後計算平均每日步行距離。鑑於多數人在不同日子做的事情差異極大，將幾天的步數平均計算（特別是涵蓋工作日與假日），能讓你更準確地掌握自己的步行量。

如果我也有運動呢？也可算在裡面嗎？

如果你平常有在散步或健行的話，這些運動的步數可以算在內。同樣地，跑者也可納入跑步的步數。你特地安排的其他體能活動（例如在壁球場中跑步，參加倫巴課程跳舞），步數都可以算在內。要將游泳或騎自行車之類的活動轉換為步數有點難度，為了方便評估，我們建議你略過在這些非步行活動花費的時間。

不考慮這項評估的話，如果你有在進行訓練，行走步數可以少一點。比方說，你為了參加鐵人三項比賽每天訓練數小時，或是參與類似的長時間高強度運動，那麼你就可以改以步數建議的下限為目標，甚至低於此水平（但不要跳過不做）。雖然我們很想提供公式，將額外活動與非步行運動換算為步數，但這樣的神奇數字並不存在。你必須自己估算。但提醒你幾件事情。首先，很多人高估自己的運動量，所以請仔細檢查自己的活動程度。其次，如前所述，即便你認真騎登山車或在健身房舉重三小時，也無法

抵消一天中其餘時間都坐著的影響。你的關節與組織必須以各種不同的方向與方式活動，而走路能協助你做到這一點。

事前準備

為了執行這項測試，你必須使用某些工具計算步數。如果你有智慧型手機或手表的話，就把這項任務交給它們。你可以使用這些裝置內建的計步器，或是下載相關應用程式。你也可以購買Fitbit 這類健身追蹤器，或是簡單便宜的夾式計步器。如果你討厭科技裝置，也可使用這個算式來估算步數，頗為準確：對於一般人來說，1 公里等於 1,250 步。使用數學算式（而非設備）的一大缺點是，很難追蹤一天中的附帶步數。我們的建議是：不要騙自己！花點小錢買個計步器吧。

測試

連續三天追蹤你的步數，時間從早上起床開始到夜間上床結束。將三天總數相加，然後除以三，得出每日平均步數，這就是你的分數。

解讀結果

雖然我們要求你平均計算三天的步數，但重點是要記住：每一天都要走 8 千～ 1 萬步。活動不同於金錢，不太能儲存起來因應日後所需。如果你週六走了 1.6 萬步，但週日一整天都坐在休閒椅上（除了短暫開車去買貝果），組織與關節依然承受了在這段時間維持 90 度角坐姿的傷害。因此，無論你每天走了幾步，請記住一點：持續與數量同等重要。每天至少走 8,000 步，無法達標

也不要緊張（更糟的是全盤放棄）。你走的每一步都是進步，總比完全不動好。

何時該重新測試？

每一天。也就是說，每天計算你的步數，以確保自己有進步或持續達標。

說走就走

問你一個問題。有兩位女性身高皆為 168 公分、體重 65 公斤，其中一位每年燃燒的卡路里比起基礎代謝（一天正常生活燃燒的熱量）高出 101,608 大卡。另一位僅高出一半，約 51,480 大卡。請猜猜看，哪一位每週跑步 3 次，以及哪一位每天走 8 千步。

其實我們已經洩漏答案了（本章內容是關於每天走路步數）。是的，你猜得沒錯，每天走 8 千步的女性燃燒較多熱量。但光靠每日走路維持身體活躍就能造成如此大的差異，著實令人大開眼界。相差 51,000 大卡？你知道這可以換算成多少冰淇淋嗎？你當然吃不了那麼多冰，但多燃燒的 51,000 大卡肯定可以讓你比懶得走路的朋友吃得更多。如果你的目標是維持或達到健康體重呢？那你找到方法了。這些額外燃燒的熱量積年累月下來將產生驚人差異。我們一直聽到「規律運動的人值得敬佩」的說法，這確實沒錯（沒有任何人比我們更支持運動了）。但也聽聽那些以其他方式活動一整天的人怎麼說。

西元前 400 年古希臘醫師希波克拉底（Hippocrates）首度表示：「光

靠吃東西無法維持健康，還必須加上運動……，而且有必要辨別各種運動的效果，包括自然活動與人為運動。」自那時起，人類一直試圖找出最佳體能活動的公式。過去 65 年來的大部分時間，大家都將焦點放在「人為」運動。我們刻意從事這些運動，以強化心血管系統與肌肉（當然也有人是基於有趣）。當你在跑步機上跑 30 分鐘或參加高強度間歇訓練（HIIT）課程時，大部分情況下，除了燃燒卡路里、維持健康與感覺良好外，你並沒有特定的終極目標。這沒有什麼問題。但今日專家關注的重點，不僅是你在預先規劃好的運動投入多少時間，還包括你在一天之中如何「混和」安排人為運動與非計畫性的自然活動（即日常活動）。

2021 年，一組國際研究團隊分析先前六份報告的數據後發現：30 分鐘中等至劇烈運動的效益，取決於受試者一天其餘時間的活動程度。如果他們坐著的時間少於 7 小時，運動可以將早死機率降低最多 80%。但每天久坐 11~12 小時的人，運動並未降低他們的早死風險。正如其中一位研究人員，即美國哥倫比亞大學醫學教授迪亞茲（Keith Diaz）博士，在發表該研究時所說：「事情沒那麼簡單，並不是在待辦事項的運動欄位打勾就好。健康的活動模式不只是每天運動 30 分鐘，四處走動而非整天坐著也同樣重要。」

好的，我們已充分表達我們的觀點：光運動是不夠的。讓我們更進一步討論為何走路是解決活動問題的最佳辦法。如果我們像祖先一樣不斷移動、狩獵與採集，並從事各式活動以維持生存，那現在根本不需要從事額外的日常活動。除非你的工作需要長時間站立走動，例如服務生、廚房人員、景觀設計師、老師、執法人員與軍人等，否則你可能需要安排一些時間走路，以補足一天中其他時間活動的不足。但我們想要強調的是：走路本身就是好事，

不僅是幫助你達到每天規定的步數而已。

一切都能變好

許多人擁有智慧型手機（茱麗葉父親例外，身為科學家，他依然使用傳統掀蓋式手機），且所有智慧型手機都含有計步功能，代表許多人都想知道自己走了多少路。「走路能讓你更長壽」的說服力就夠了。但每日行走大量步數還有更多好處，特別是改善活動度。走路也與本書許多其他生命徵象密切相關，包括睡眠、髖關節伸展與呼吸等。這些事物會相互影響。

走路可以帶來的好處如下。

改善身體力學（並減少疼痛）

走路是久坐問題的解方，這是我們十分確定的事實。但走路不僅能讓你動起來，還能以正確方式移動，換言之，走路能抵消久坐引起的生物力學問題。

長時間坐著會限制你的身體功能，導致肌肉與其他組織變得僵緊，並使你變得不敏捷、遲緩，而這還算是最好的情況。爬樓梯可能變成苦差事。你可能彎腰駝背地走路。如果公車或地鐵的車門就要關了，就別想著要衝進去吧，因為你衝刺的速度可能不夠快。這些都是功能受限的例子。在最糟的情況下，每天久坐（從汽車座椅換到辦公椅，再到家中的躺椅）可能引發疼痛。前面章節已討論過此問題，但我們在這裡再強調一次：適應坐姿會導致身體前側的肌肉與結締組織縮短，從股四頭肌到髖屈肌，甚至臀

肌與大腿後側肌群也會習慣坐著的姿勢。這個變化可能影響我們最終從椅子起身時的自由移動能力（經歷長途飛行後，你的身體感覺如何？你的背部感到僵緊嗎？你的髖部感覺如何？）。好消息是走路能改變此情況，讓你的髖部、股四頭肌與大腿後側肌群擺脫直角姿勢，並以自然的方式移動。當有人因慢性疼痛尋求我們幫助時，我們開出的第二個處方是多走路（呼吸練習是第一個處方，詳見第 74 頁）。其中許多人是運動員，他們以為自己被迫接受次等運動（走路）。但事實並非如此，許多職業美式足球聯盟的四分衛如今以走路 20 分鐘開始一天的訓練。

我們再強調一次：踏步、散步、健行，無論你採用什麼方式，都能伸展你的髖部，拉長因坐姿而縮短的組織，使身體恢復生物力學平衡。移動有助於潤滑關節，並強化支撐它們的肌肉，對於膝蓋痛的人特別有益。與肌肉不同，軟骨本身沒有血管，透過關節活動（協助營養液體流入與流出）才能獲得營養。當你對膝蓋（以及脊椎關節）施加並移除重量時，等於是以營養物質滋養它們。即便你沒有疼痛問題，這一點依然很重要。若是你已經感到疼痛，就得更重視此事。

強健雙腳

為了長遠人生著想，你的雙腳必須耐用且強壯（防彈等級），而達到此目標的方法是施加負荷與良好的感官輸入。走路能滿足這兩項要求。

與雙手一樣，雙腳擁有感覺接受器，能對壓力、溫度、質地與振動做出反應。它們也有「本體感覺」接受器，專門蒐集身體姿勢的資訊。這些接受器傳送感官輸入給大腦，幫助你維持平衡、穩

固腳步，並協助你做出影響動作與安全的決定。若雙腳能夠迅速傳遞資訊，你就不太可能絆倒、跌倒或扭傷腳踝；遇到地面不平坦或路中間出現玩具時，也不會用容易受傷的姿勢扭曲身體。坐著時，雙腳無法取得太多感官輸入。相反地，走路能夠喚醒你的雙腳（特別是赤腳或穿著平底鞋，詳見第125頁），啟動雙腳至大腦的連結系統，令你能夠靈活應對突發狀況。

還有一點也很重要。雖然大家常說「坐下歇歇腳」，但事實上多數人必須對雙腳施加負荷。每隻腳有28塊骨頭、30個關節與100多條肌肉、肌腱與韌帶。與身體其他部位一樣，施力與收縮對雙腳有益，這是它們適應、重塑並維持強壯的方式。站立能對雙腳施加負荷，但走路的效果更好，因為有額外的重量與肌肉收縮，而這兩者有助於維持雙腳靈活與彈性。你透過走路「野化」雙腳，重新訓練它們做到天生就會做的事情，也就是讓你在沒有任何疼痛不適的情況下抵達目的地。

促進循環

即便坐在椅子上什麼事情都不做，血液還是會在體內流動。你的淋巴系統也會發揮部分功能。淋巴系統是循環系統的一部分，講白一點就是身體的下水道。淋巴液（一種清澈無色的液體，在淋巴系統管道內流動）協助清除細胞廢物、維持體液水平，同時運送對抗感染的免疫細胞。

我們想要表達的重點是，當你靜止不動時，身體並不是完全停止運作，但當你活動時，它會運作得更好。血流由心臟推動，所以你的心跳稍微快一點（散步就可做到），就會將更多富含營養與氧氣的血液送至身體各處。淋巴系統由肌肉收縮驅動，因此當你

走路時，肌肉收縮會促進淋巴循環，排除體內堆積的廢物。

你一定想要身體隨時維持最佳循環，這就是你應該每天走路的原因。但維持最佳循環在某些時刻會比平常更加重要。如果你去探望剛開完刀的朋友，可能會驚訝地發現護士已經讓他們起床走動了。在這種情況下，多活動是非常重要的，因為這可以促使身體運送加速癒合的物質，並迅速移除創傷的副產物。這不僅對手術傷口有用，即便只是輕微疼痛，增加循環也有助於緩解問題。此外，提升淋巴循環也有助於激烈運動後的恢復。劇烈運動會製造大量的細胞廢物，必須排出體外，好讓身體產生運動適應。

提升睡眠品質

良好睡眠是維持活力與整體健康的重要元素（詳見生命徵象10）。那如何做才能一夜好眠呢？答案是多走路。長久以來，大家都知道運動能幫助你進入更有助於身體恢復的熟睡狀態，但最近關於每日步數的研究顯示，走路也能達到此效果。正如一位研究人員所說：「想要改善睡眠，不是只有高強度、結構化運動這個方法。」讓我們看看匈牙利 2020 年做的一項有趣的小型研究，研究人員找來兩組年齡介於 19~36 歲的久坐人士。其中一組被要求每天走 8 千～ 1 萬步，為期 4 週，然後回報睡眠問題是否有改善。另一組維持原本生活習慣。該研究旨在釐清走路是否會影響睡眠品質，而睡眠品質涉及許多變項，包括是否很難入睡、是否淺眠易醒、睡多久、服用多少安眠藥，以及白天身體運作好不好等。研究人員也想知道走路是否會影響生活滿意度。研究結果清楚顯示，走路確實有所影響，而且步行者在睡眠品質的所有面向都獲得改善。

2019 年發表的一項類似研究也獲得相似結果。此研究由美國布蘭戴斯大學的團隊主導，研究對象包括 59 名男女，其中有些人被要求每日走路步數增加 2 千步（實驗組），其他人則維持一切不變（對照組）。在步數增加、活動時間超出平均的日子，實驗組（特別是女性）回報睡眠品質變好，睡眠時間也變長。

我們對此結果並不意外。在我們建議客戶多走路以幫助睡眠時，便曾看到相同情況。菁英部隊成員出現睡眠問題時，獲得的處方是計步器與每日累積走 1 萬～ 1.5 萬步。走路能夠改善睡眠，最可能的原因是令你疲累不堪，但也可能有其他因素。與其他體能活動一樣，走路會影響體內的各種化學物質，包括參與細胞訊號傳送的蛋白質與大腦神經傳導物質等，研究人員猜測這可能是改善睡眠的關鍵。事實上，他們仍試圖釐清背後機制，但有些事實已經非常清楚。

其中一項是體能活動能夠降低憂鬱與焦慮水平，而憂鬱與焦慮可能妨礙與干擾睡眠。值得注意的是，每週走路 200 分鐘（約每日半小時，比 8,000 步少很多！）有助於減少憂鬱症狀（另一方面，每天久坐逾 7 小時可能出現更多憂鬱症狀）。走路放鬆心情的效果，也有助於緩解失眠焦慮。經證實，即便僅是走一會兒也能夠安撫內心。如果是白天在戶外走路，還有額外的好處。接觸日光，特別是早晨的陽光，能讓你更早有睡意，更不可能熬夜，並在合理時間上床睡覺，從而獲得充足睡眠時間（基於相同原因，當你出國時，散步可以幫助你適應新時區並減少時差影響）。

強化大腦功能

大家普遍認為（誤以為），比起四處遊蕩的員工，長時間坐在辦

公桌前面的人生產力較高。我們之所以說「誤以為」，是因為事實證明：坐在辦公桌前面長達四小時的員工，流向大腦的血液量較少，可能導致思緒不清與記憶力減退。這是英國利物浦約翰摩爾斯大學運動與運動科學研究中心的發現。該中心研究人員測量十五名辦公室職員經歷三種情況後的大腦血流狀況：持續坐著四小時、坐四小時但每三十分鐘走動兩分鐘，以及坐著四小時但每兩小時走動八分鐘。更頻繁走動的，表現最佳，減緩血流量下降的幅度高於其他兩種狀況（持續坐著與每兩小時走動一次）。研究人員並未調查使用立桌的員工，但根據研究顯示：站立能夠增強注意力與記憶，詳見生命徵象 9。因此，試想一下，如果你站著工作並在休息時走動，這樣雙重提振大腦的效果肯定不錯！

但走路的好處不僅限於減緩大腦血流量下滑，即便只是稍微提高強度並持續夠久（甚至只要十分鐘），走路也能增加大腦血流量，同時促使身體分泌許多有益於大腦的神經化學物質。血清素便是其一，這種荷爾蒙可以讓你感到快樂，這或許是體能活動能夠改善情緒與減緩憂鬱的原因。另一個物質是腦源性神經營養因子，這種蛋白質有助於大腦細胞充分運作甚至生長。觸發神經可塑性的最好方法之一是快走。大腦感知到活動水平提高，為了適應而產生新的連結，因此改善你的認知能力，並強化因年老而衰退的區域。這甚至可以讓注意力不集中的大腦變得專注。基於以上原因，哈佛大學精神科醫師瑞提（John Ratey，醫學博士）在他的著作《運動改造大腦》（*Spark: The Revolutionary New Science of Exercise and the Brain*）裡形容體能活動對大腦而言就像是「一點點百憂解加上一點點利他能」與「多用途肥料」。

多項研究也發現，體能活動能夠提升創造力。美國史丹佛大學一項研究甚至指出，持續時間相同的條件下，體能活動（特別是走

路，無論是在面對空白牆壁的跑步機上，或是戶外河流旁邊的翠綠小徑上）比起坐著，能讓創造力平均提升 60%，而且僅需要 10 分鐘。研究人員使用各種測試來評估創新思維，包括要求受試者為常見物品想出新的用法，或是為不同詞語提出比擬。

如果你曾試著解決某個問題卻毫無辦法，卻在遛狗時靈光乍現，那你對於這項研究可能不會太意外。視覺藝術家、作家與音樂家經常利用體能活動來啟動大腦。走路或許無法讓你成為下一個畢卡索或托妮‧莫里森（Toni Morrison，按：美國非裔女性作家，諾貝爾文學獎得主），但確實有助於提高你的心智生產力，或許更重要的是，它能夠減緩老化對大腦帶來的部分負面影響。根據我們個人的經驗，許多問題都在散步時解決。當我們安靜地走路、獨自思考時，解決方案似乎更容易浮現。但我們不會總是以這種方式散步。走路時可以做很多事情，包括與朋友聊天，收聽有聲書、播客與音樂等。就算走路無法提供創意思維所需的寧靜，至少也能以另一種方式強化大腦，也就是吸收資訊。

走路也能幫助你緩解疼痛。你知道「腦內啡」嗎？也就是你常聽的「跑者的愉悅感」。這些大腦化學物質被稱為「內源性類鴉片系統」，會在運動過程中分泌，可說是人體的天然藥物。換言之，身體以自己的方式來緩解疼痛。你不必成為跑者也能產生腦內啡，但部分證據顯示，你走越多的路（我們建議每天走路的原因之一），對疼痛的忍耐度就越高。美國杜肯大學神經科學家在一項為期一週的研究中發現這一點。他們要求女性受試者在這段期間走路三次、五次與十次，每次約三十分鐘，速度適中，然後測試她們對於熱與壓力的疼痛感知。研究發現，一週走路五次與十次的女性（不包含三次）接受測試時的疼痛感，比起研究剛開始時減少了 60%。

你的大腦對體能活動的反應

運動對於前青少年期孩童的認知功能有何影響
在安靜坐著或走路 20 分鐘後，20 名學生進行相同測試的平
均綜合結果

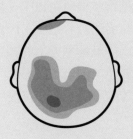 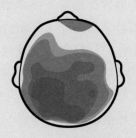

靜坐後的大腦　　　　　走路 20 分鐘後的大腦

資料來源：2009 年伊利諾大學厄巴納－香檳分校希爾曼（C. H.
Hillman）博士的研究。

控制壓力

由於工作性質，我們經常遇到一些有趣的人，喬伊斯‧舒爾曼（Joyce Shulman）便是其一。她與老公艾瑞克（Eric）創立一家公司，名為「99 Walks」（詳見網址 99walks.fit）。99 Walks 定期舉行走路挑戰與課程，並透過一個將全球步行者連結起來的應用程式，鼓勵大家走到戶外散步（待在室內使用跑步機也可以）。換言之，喬伊斯有許多機會深入了解許多步行者的內心想法。因此，當我們問到走路有何好處時，她立刻給出「減輕壓力」的答案。「我們接觸的多數步行者表示，走路對於心情帶來正面影響。」她如此說道。喬伊斯自己也發現，在辛苦生下第一個小孩後，外出散步令她有種重獲新生的感覺。

這背後可能有很多原因（詳見右頁專欄），包括先前提到（第116頁）的體能活動有助於降低憂鬱與焦慮水平等。走路與其他形式活動一樣，也會影響壓力荷爾蒙。當你遭遇危險（獅子攻擊、老闆暴怒，或是諸事不順的一天），腎上腺會分泌皮質醇與腎上腺素等荷爾蒙，協助身體進入戰鬥或逃跑模式。如果你感覺到壓力，血液裡的皮質醇與腎上腺素水平會升高。但從事一些適度的體能活動（例如愉快的長距離行走），這些荷爾蒙水平就會下降，讓你感覺好一些。大腦分泌的腦內啡也有助於提振你的情緒。

結伴同行，不再孤獨

當我們的女兒還是小學生時，我們突然有一個感悟。我們一直在做大多數父母會做的事：把孩子塞進車裡，奮力穿過車陣，在家長接送區等待，輪到我們時迅速趕孩子下車，再開車去上班，然後感覺筋疲力盡。包括小孩在內，所有人都疲累不堪。

因此，我們決定改變策略。我們制定了一個計畫，提早 20 分鐘起床，開始陪女兒走路上學。我們的大女兒讀三年級，小女兒念幼稚園。她們能走接近 2.5 公里的路，而這變成我們美好的家庭時光。我們一邊走路一邊聊天，沒有人玩手機，經過草地時看看昆蟲與樹葉。儘管女兒讀的是社區學校（多數學生住在 3 公里範圍內），但一路上很少看到其他小孩走路或騎自行車上學。

我們走了一年左右，後來聽到一個名為「步行巴士」的活動（詳見網址 walkingschoolbus.org）。背後概念是集合一群小孩一起走路上學（獲得美國交通部推薦），像是一輛由司機（一位或多位家長）帶領的「巴士」，既能避開早晨交通高峰時段，也能讓所有人安全地運動一下。我們早就這樣做了，何不讓其他孩子加入，家長也共襄盛舉？我們在學校張貼了一張告示，上面寫著：「每天早上 7 點 50 分，在 X 與 Y 的路口集合。我們很樂意陪你的小孩走路上學，風雨無阻。」一開始有 10~15 位小孩參加，後來增加到 40 或 50 個（數量經常變化）。其他家長也開始報名擔任「司機」。

我們女兒在學校就讀的八年期間，各年級的家長與小孩都交到新朋友（如果不是這個活動，他們根本沒機會認識）。

步行巴士凝聚了我們的社區意識，讓家長早上不再那麼匆忙，也增進所有人的健康（其中一位媽媽減重 4.5 公斤），而且這個活動非常有趣，即便天氣惡劣也一樣。我們也意識到，透過這段來回路程，我們在早上 8 點 30 分左右就走了 5 千步。這足以證明：即便你行程繁忙，只要以走路替代開車或大眾運輸工具，也可以輕鬆達到每天行走 8 千～ 1 萬步的目標。更棒的是，過程中還能與親友共度美好時光。

對於家有幼兒的家長來說，步行巴士是很棒的解決方案，但你不必是小學生家長也可以參加。如果你需要一些動力的話，步行巴士的社交好處可說是無價珍寶。喬伊斯的 99 Walks 公司透過自家應用程式調查 2,300 名女性步行者，其中 73% 的人表示她們有時感到孤獨。寂寞感不僅令人傷心，可靠的研究顯示，還可能縮短你的壽命。但喬伊斯的調查也發現，經常與朋友一起散步的女性，感到孤獨的機率低了 2.5 倍（又多了一個找人一起散步的理由）。「我經營一家公司，也是母親，每天有忙不完的事，真的是超級忙碌。但和我的『同伴』一起走路，讓我一次可以完成很多事情。我可以運動、接觸大自然、擁有屬於自己的時間，以及與親友相處，一舉四得。」喬伊斯說道。

身體練習：刻意行走與走更多的策略

我們認為，你根本不需要任何指導便能完成這項身體練習：只需要移動雙腳，一直走下去，直到達成每天 8 千～ 1 萬步（其中一部分是附帶步數，但有些絕對是刻意的散步）。鑑於你也能將其他練習融入每日步數計算，因此這項身體練習也包括如何執行鼻子呼吸走路與負重行走（走路時提著物品，如果你願意的話）的指引。此外，關於如何走路，有些人確實需要一些細節指導。如果你也是其中一員，以下是注意事項。

無需執著走路時機或持續時間──對於走路時機與持續時間，我們只有一條規則，那就是沒有規則。你只需要持續累積步數即可。早晨散步可能有一些好處。如果大家早上醒來都去散步，可能會更清醒地展開新的一天。接觸早晨的陽光也有助於改善睡眠。我們認為，與其執著於散步「最佳」時機是早上或其他時間，不如問問自己何時有空，這樣反而能走更多的路。至於持續時間，你可能需要一些較長時間的步行，以達到每天 8 千～ 1 萬步的門檻，但無論如何，請盡一切努力達成目標。如果想要快走以燃燒更多熱量，或做為一種有氧運動，那提高心率至少 20 分鐘是不錯的目標。同樣地，如果目標是提升耐力，那拉長走路時間（且加快速度）可能是更好的作法。我們絕對支持你挑戰自己。但想達成每天步數目標，並不需要大幅提高心率或執著於特定時長。

檢查腳的位置──想要組織好自己的身體──意思是身體部位都對齊，沒有失衡問題，不讓背部或其他身體部位承受不必要的壓力，你只需要走路時腳掌朝前。如果你從「基準足部位置」（reference foot position）開始，會更容易做到這一點。

以這個中立位置舒服地站著，腳掌朝前，雙腳位於髖部正下方，身體一半重量放在蹠骨球上，另一半放在腳跟上。此外，如果你低頭看的話，你的腳踝應該位於腳掌中線上，而不是往內側、外側、前方或後方塌陷。如果你的腳踝傾向任一側，或雙腿內八，請試試能否找到中立位置。每次走路時都檢查可能太過瘋狂，但如果你定期查看自己是否站在這個基準位置，就可以開始訓練大腦執行更好的走動方式。

雖然你的雙腳看起來很不活躍，但行走時可是有大量的事要做。走路時努力維持腳掌朝前，可以讓你發揮自然力學，令步伐更有力量。你也可以想像自己沿著一條狹窄的線前進，腳踩在線的兩邊，這也有些幫助。最後，對準足部位置將成為一種習慣，改善你走路的姿勢。

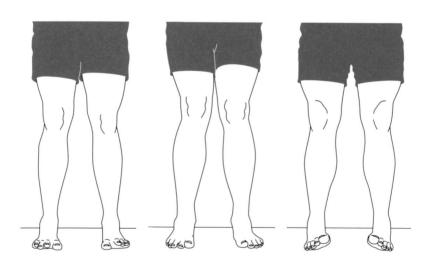

平衡：腳踝位於中間　　　腳踝往內靠　　　腳踝往外靠

慎選鞋子（或是不穿）

站在基準足部位置，試著感受一下。然後穿上你平常走路穿的鞋子。有感覺到不同嗎？是否還在基準足部位置上？你能否保持平衡，重量一半在蹠骨球，另一半在腳跟上？或是鞋子導致你往某個方向傾斜？你的腳趾是否遭擠壓？

多數人穿著過度緩衝或高跟的鞋子四處走動，這不僅令他們雙腳無法對齊，大腦也更難取得來自足部的重要感官輸入。在我們看來，越常赤腳活動，對你來說越好。只要地面上沒有尖銳物品，赤腳行走、舉重或從事任何活動都非常安全，甚至有益健康（部分活動一定得穿鞋，像是騎自行車與越野跑步等）。

那當你需要穿鞋時應該選擇什麼款式呢？我們強烈建議最平底的鞋子，因為這類鞋子對足部的干擾最少。仔細想想雙腳天生的設計。腳跟與蹠骨球位於同一平面，令你達到最佳平衡。我們並不是要你立刻外出買雙新鞋以因應走路與運動需求，而是希望當你非得穿鞋時，選擇一雙填充最少但足以保護足部的鞋子。買新鞋時，請選擇極簡的款式。在拿出信用卡買單前，請先試穿並進行基準足部位置測試。

此外，你大致上也不需要擔心足弓支撐墊的問題。我們要再次回到足部基本生理學。足弓是一道非承重表面，並不是用來承重（那是蹠骨球與腳跟的功能），而是為了增添彈性，讓你的腳步更輕盈。我們曾要求一整個房間的人脫掉鞋子，當他們站在基準足部位置時，所有人（即使是腳最扁平的人）都能形成某種程度的足弓，不需任何足弓支撐墊（生命徵象 8 有更詳盡的討論）。有些人非常喜歡高跟鞋，我們可以理解。只是當你下班或晚上外

出回到家後，記得脫掉。換言之，盡量少穿。高跟帶來的不平衡問題，可能對於阿基里斯腱與小腿肌肉造成壓力，狀況可能嚴重到超乎想像。我們有位朋友罹患非常嚴重的骨盆底功能障礙，導致她在運動或打噴嚏時可能漏尿。她是身高 158 公分的高層主管，沒穿高跟鞋令她非常缺乏安全感。但疫情期間在家工作時，改穿平底網球鞋令她的骨盆底功能障礙症狀得到很大改善。你通常不會將高跟鞋與尿失禁聯想在一起，但我們只是想告訴你，你的雙腳對於全身的影響極大。

同樣的道理，請向夾腳拖堅決說不。凱利曾在 Instagram 上發表一些極具爭議的言論（停止冰敷傷口是其一，請參考第 196 頁），但引發的反彈還沒有他告訴大家「別穿夾腳拖」時那麼激烈。顯然這意見並不受歡迎。我們要說的是，你可以在游泳池、沙灘或加油站穿夾腳拖以保護足部。但如果要穿著它們走一段路，你將嘗到苦果。夾腳拖令大腳趾無法正常彎曲（彎曲才能將腳推離地面），身體因此出現代償，造成足底筋膜（連接跟骨與腳趾的組織）與腳踝過度僵緊，可能引起後續疼痛。拖鞋也有同樣問題。請確保你走路的鞋子有包覆腳後跟。

三種走法

正如前面所提到的，快走的好處包括消耗更多熱量與提升心血管功能。我們十分支持快走，但重點是持續走路（無論你喜歡悠哉散步或在偏好的地點快走都一樣）。請參考以下三種走法。

1. 走路時用鼻子呼吸

此法既能累積每日步數，也能提高二氧化碳耐受度（詳見第 57

頁）。你可以自己決定持續時間。你或許只想在其中一部分時間進行鼻子呼吸，這沒有什麼問題。請逐漸增加時間，直到全程都用鼻子呼吸。

開始走路後，只透過鼻子呼吸，盡可能做到最長、最慢的吸氣，時間大約 10 秒。然後繼續走，同時屏住呼吸，時間越長越好，然後透過鼻子慢慢吐氣。根據你能忍耐的程度，每 1~2 分鐘重複一次。

2. 每日走路 3 次

無論你有多忙碌，應該還是能抽出 10 分鐘時間。與其每天進行一次長時間散步，不如分成好幾段：三餐飯後各散步 10 分鐘。

3. 赤腳走路

1960、1970 年代嬉皮運動結束後，赤腳走路不再流行，但我們希望這股風潮捲土重來。赤腳能讓雙腳獲得更多感官輸入，增強雙腳的力量，並幫助你擺脫鞋子對於跟腱、足弓與其他結構的傷害。如果安全的話（意思是地上沒有玻璃與其他鋒利碎片），我們建議你每週赤腳走路一次，或至少在家裡附近走幾圈。如果不可行的話，在家裡或後院散步時盡量赤腳。你甚至可以指定一週的某天為「赤腳日」。

額外加分：負重行走

研究現代人類身體是如何演化出來的科學，本身也不斷在演變，但人類學家十分確定，我們會演化成直立行走，是因為這比起用

四足覓食更節省能量、更有效率。支持此理論的事實是，與直立行走的人類相比，黑猩猩在跑步機上行走所消耗的能量高出75%。雙足行走更為輕鬆。

另一個相關理論是，演化為雙足行走是為了方便我們拿著物品，換言之，我們天生就是設計來四處移動與搬運物品。拿著東西是人類的特色，除了改善我們的日常生活外（令我們能夠拿著物資與工具，必要時抱起人類），也是一種安全施加負荷於脊椎與雙腳的方式。當你想到「負荷」時，腦中第一個浮現的畫面，或許是健身房用啞鈴做二頭彎舉的猛男。但負荷的本意是對身體部位施加重量（無論多重），好讓它變得更強壯，而且不一定要透過結構化阻力訓練。

在此基礎之上，讓我們向你介紹負重行走（rucking）。如果你不是很了解的話，負重行走的意思是以背包背負重量走路（此名稱來自「rucksack」，意思是軍用背包）。在增加每日步行的承重上，這是一種簡捷且有效的方式。有些人甚至以負重行走取代跑步。我們個人的觀察是。當你二十多歲時，周遭所有人都可以輕鬆跑步，沒有太大問題。但之後每況愈下，到了你四十多歲時，可能僅有一位朋友能好好地跑超過八公里。其他人可能受傷，或是不再喜歡跑步的感覺。就是這個時刻，我們看到許多人轉而從事負重行走，試圖以低衝擊方式取得同等運動量。

從某方面來看，你可能早就在負重行走。背著後背包、提著公事包或手提包等，這些都算是負重行走（順帶一提，我們建議你平日使用後背包或斜背包，因為能將重量分散至身體各處。經常將單肩包換邊也可達到類似效果）。想在平常的體能活動加入負重效果，最簡單的方法是將家庭用品（例如一些罐頭、幾本書或一

袋麵粉）放進後背包，綁好固定，然後開始平常的步行。你也可以不用背包負重行走。德‧塞納（Joe de Sena）是「斯巴達障礙跑」（Spartan Race）的創辦人，最知名的事蹟是隨身攜帶一個約 20 公斤的壺鈴。我們兩人有時走路會提著 14 公斤的沙袋，且把握所有能提物品的機會。比方說，我們旅行時會選擇使用圓筒包而非滾輪式行李箱，以迫使自己提行李（在泰國看到其他旅客奮力拖著行李箱穿越沙灘時，我們知道自己的決定很正確）。市面上也可買到專為負重行走設計的裝備。美國運動器材公司 GORUCK 販賣的背包便附有袋子可以放槓片與其他相關設備。此公司由前美國陸軍特種部隊傑森‧麥卡錫（Jason McCarthy）與太太艾米麗‧麥卡錫（Emily McCarthy，中央情報局前員工）共同經營。傑森清楚地說明了負重行走的優點：「它結合了肌力與有氧運動。討厭跑步的人可以把它當成有氧運動，討厭重訓的人則可把它視為肌力訓練。」

走更多的 9 大策略

- 邊通話邊走路。利用講私人電話甚至工作電話的機會，不論是在戶外、家裡或辦公室周遭，都可以走動一下。
- 面對面溝通。上班時，走到同事面前溝通，而不是透過電話或電腦聯繫。
- 遛狗！如果你沒有養寵物，或許可以考慮一下。英國有項研究發現，比起沒養狗的人，有養狗的人每天走路時間多出 22 分鐘。最起碼，你也可以借用一下鄰居的狗，大部分的狗都喜歡外出遛達。
- 陪小孩走路上學。如果安全的話，這是累積步數同時提升小孩健康的最佳方法（參見第 121 頁的〈結伴同行，不再孤獨〉）。

- 走樓梯。你之前可能聽過這個建議，這是另一種累積步數又不必刻意散步的方法。如果不提醒你這一點，那絕對是我們的疏忽。每一段樓梯都很重要。

- 線下購物。疫情期間，許多人習慣在網路購買幾乎所有生活用品。但比起手指在鍵盤上動一動，親自在賣場走道閒逛，肯定能大幅提升你的活動量。

- 把車停遠一點或搭公車時提早下車。沒有人規定搭車一定要搭到家門口，這僅是我們多數人的習慣而已。請改掉這個習慣。你可能無法全程走路，但這並不代表你不能多走幾步。

- 利用等待時間走動。如果你帶某人去看醫生（包括牙醫），不要只是坐在候診室。不妨利用這段時間走一走。同樣地，若小孩排球比賽中間有休息時間（幾乎都有），你可以在場地附近繞幾圈。如果在餐廳排隊等待叫號，可以把手機號碼給服務生，請他們準備好時再打電話給你（現在很多餐廳都會這麼做），你可以趁這段時間在附近逛逛。

- 在家裡走動。我們聽說有些人為了多走幾步在家裡設置障礙訓練場，如此一來就不會受到壞天氣或空氣品質差的影響。這確實無法讓你累積大量里程，但聊勝於無。你也可考慮購買一部跑步機。美國晨間新聞節目《今日秀》氣象主播洛克（Al Roker）罹患攝護腺癌後發誓要多走路。為了躲避紐約市的寒冷天氣（誰能比氣象主播更懂得何時該待在室內呢？），艾爾選擇在家裡原地走動，這真是非常好的主意。

保護你的肩頸

評估第一部分：**機場掃描儀雙臂高舉測試**
第二部分：**肩膀旋轉測試**
身體練習：**肩關節屈曲、上背部與旋轉肌群鬆動術**

還記得生命徵象 3 提到的機場全身掃描儀嗎？讓我們回到安檢站，看看這次能從身體姿勢裡學到什麼。但是這一次，我們關注的重點不是下半身而是上半身，更具體地說，是頸部與肩膀。

我們注意到，許多人將雙臂高舉過頭時經常會扭動頸部與其他身體部位，才能將此姿勢維持數秒時間以符合規定。他們的身體試圖克服問題（方法是過度伸展頸部或呈現香蕉背姿勢），但依然很難將雙臂高舉過頭，更不要說高舉手臂一段時間了。這是警訊，代表肩關節欠缺完整的動作範圍。

大家通常不會注意肩膀與附近的頸部、胸背脊椎（又稱胸椎或上背）等身體部位，直到感到疼痛，或是你意識到自己無法做到以

為能做的事。例如丟球給狗追、抱起小孩放在肩膀上、自由式游泳往返、將亞麻床單高高掛起、把行李箱放到頭頂的置物櫃，以及舉起手臂通過機場安檢（如前所述）。如果無法執行這些基本動作，也意味著需要伸展或抬高手臂的新活動，你都不太可能學會，像是嘗試游泳、重訓，或掌握引體向上的技巧，都會有困難。如果你無法長時間抬高手臂，想要粉刷自己的房間，甚至是在畫布上作畫（取決於你的動作）就幾乎是不可能的任務。最糟情況是（並非不可能），隨著年齡增長、肩關節動作範圍受限，像穿套頭毛衣或洗頭髮這類平常事務都會造成不適。但是，只要多活動肩膀以維持靈活度，你就可以做到引體向上，或是盡情重新粉刷自家牆壁。

你可能已注意到，上述事情或許不是每天都會做。我們不會投擲長矛，也不再像祖先那般將東西頂在頭上或爬樹。除非從事游泳或某些需要舉起手臂的運動（如過頭推舉），否則大多數人的肩膀幾乎得不到什麼刺激。這就是古老瑜伽體系將下犬式列為主要姿勢的原因。長期以來的觀念是，我們必須舉起手臂並活動肩膀，否則它們可能得一直因久坐而向前傾。

頸部得到的刺激也很少。回想一下，你有多頻繁地直視刺眼的電腦或電視螢幕。如果車子裝有倒車顯影，你甚至不必轉頭看後面就能倒車或路邊停車。也許你整天低頭（彎曲脖子並駝背）看手機或筆記型電腦。往下看至少能讓你稍微活動一下頸部。但凡事皆然，過度使用必帶來傷害，最近甚至出現「簡訊頸」（text neck）之名來形容此狀況。大部分人轉頭次數不夠多，而當大家真的這麼做時，他們會感到疼痛。

頸痛的原因眾多，包括前面提到的科技裝置導致不良姿勢。頸部

出現疼痛問題，可能是因為你的呼吸效率不佳，或是你擔憂孩子上大學而在睡覺時磨牙，或是另一半太討人厭，壓力大到你得用脖子呼吸（詳見第 66 頁）。但肩膀功能失調通常是頸痛的原因之一，並會加劇問題。如同我們先前所說，一切事物彼此相關，身體就是一個各部位互相影響的系統，特別是肩頸這對組合。因此，當有人因頸痛上門求助時，我們第一步會檢查他們肩關節的動作範圍，這可能是疼痛原因，也可能是解決方案。

身體總是不斷變化，動作範圍就像是一個有生命、會呼吸的個體。你去生個小孩，就可以知道事物是如何變化（以及變回來）。跑一場馬拉松比賽，然後搭乘深夜航班回家，觀察一下動作範圍如何縮減。在研究所耗兩年時光瘋狂趕論文，你最後會發現：「唉呀，我的身體大不如前了。」如果你理解以上情況，就可以知道恢復身體部位（需要維修保養）正常的動作範圍是可以做到的，其中當然也包括肩膀。

你或許是第一次聽到肩頸系統非常複雜，可能出現許多問題。事實上，有一群人專門為奧運選手復健肩膀，也有一些專家負責解決美國職棒大聯盟選手的肩頸困擾。隨著年齡老化，身體可能出現旋轉肌群損傷與「冰凍肩」（在中國與日本，這種肩膀關節窩「沾黏」稱為「五十肩」），但我們在這裡不多討論這些限制因素。相反地，本生命徵象旨在介紹肩膀區域的基本運作原理，好讓你透過簡單的動作恢復肩關節完整的動作範圍。這些動作可能有助於避免肩膀受傷與疼痛，但不一定是治療方法。我們此處的目標是讓你思考，肩膀本來可以做到什麼，而不是無法做到什麼。這會影響包括頸部在內的鄰近區域，並讓整個身體運作得更好，同時協助避免肩頸問題。

維持身體強健的初衷

這是一則公衛訊息，來自德國。幾年前，連鎖藥局 DocMorris 推出一則廣告，完美地概述我們的理念。

影片一開始，有位老人於日出前起床，孤單地看著家人照片。穿著睡袍的他步履蹣跚來到儲藏室，找到一個老舊的壺鈴，但根本舉不起來。日復一日，這位老人早起練習舉壺鈴，完全不理會好奇鄰居的懷疑眼光。慢慢地，他可以將壺鈴越舉越高。廣告接近尾聲時，這位老紳士穿著整齊，包裝好禮物，開車到女兒家慶祝耶誕節。他的小孫女打開禮物，裡面是一顆大而明亮的聖誕樹頂星。他將女孩抱起，舉得高高地，讓她將星星放在樹頂上。此時出現廣告標語，「你可以做到生活中重要的事」。當然，我們眼角泛出感動的淚光。

我們身處的世界，令我們很容易忘記維持健康的初衷。為了外表好看？或是滿足我們的比較心理？這兩個動機都沒什麼問題。但歸根究柢，維持身體強壯與健康，無非是為了你自己、你所愛的人與愛你的人。當你早上醒來不想旋轉肩膀或外出散步時，請牢牢記住這一點，這或許能幫助你起床。

評估第一部分：機場掃描儀雙臂高舉測試；第二部分：肩膀旋轉測試

本章的兩項評估旨在檢視肩部活動度的兩大要素。第一項測試涉及肩關節屈曲。換言之，當你將雙臂高舉過頭並移至身後時，能夠移動多遠？距離動作範圍末端（自然範圍內最遠的一點）有多近？第二項測試是評估肩關節外旋（從身體往外旋轉）的程度。同樣的，你能夠達到肩關節外旋範圍的最末端嗎？

你一開始可能認為，這僅是測量天生柔軟度的指標。但請記住：我們評估的是你達到基本動作範圍的能力，而不是執行高難度體操動作的能力。透過這兩項評估，我們希望知道你目前的動作範圍，以及你運用這些範圍的能力。

第一部分：機場掃描儀雙臂高舉測試

此測試的名稱來自我們觀察大家肩部活動度的最佳公共場所，也就是機場安檢站。比起簡單地將雙臂高舉過頭，此測試稍微複雜一點，但也稱不上困難。

事前準備

執行此測試的理想工具是 PVC 塑膠管，長度約 60 公分。也可以用輕便掃帚柄或其他管狀物品。如果找不到這些東西，也可以將乾抹布捲成一捲，或是什麼都不拿進行測試。

測試

趴在地板上，雙臂伸直放在頭頂前方，雙手握住一根 PVC 管。拇指朝向天花板，管子放在拇指與食指之間的虎口。額頭與腹部保持貼地，雙臂伸直（平行）且拇指朝上，舉到最高點。維持此姿勢，吸氣與吐氣 5 次。避免閉氣或彎曲肘部。

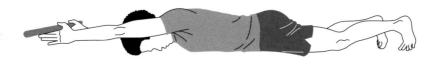

如果你從小就圓肩駝背，曾被祖父母告誡在餐桌要坐挺，可能會覺得這個動作有點困難。

解讀結果

感覺如何？光是做這個測試，就可以讓你意識到肩膀有多緊繃。

無法舉起雙臂：你的表現遠低於應有水準，或許是因為平常很少有機會將雙臂高舉過頭。好消息是，如果你能每天練習，便能迅速改善。

手臂可離開地板但無法持久，或是無法邊呼吸邊進行：讓這一點點的動作範圍鼓勵你繼續前進。如果你付出更多努力，便可取得更多進步。

離地面 2.5~5 公分：這表示你可以做到這個姿勢，但還沒有完全掌握。只要有點疲勞，就無法持續下去。練習能幫助你改善動作範圍與耐力。

離地面超過 5 公分：太棒了！你沒有肩關節屈曲不足的問題。你可能不需要每天做牆壁懸掛（詳見第 148 頁），但仍應納入例行練習，以維持優異的肩關節屈曲能力。

何時該重新測試？

每週一次。

第二部分：肩膀旋轉測試

與前一項測試不同，此測試無法以公分衡量，需要更主觀的判讀。你要將雙臂放置於地板上，評估自己能用多大力量往下壓。不要被「力量」這個詞彙矇騙，特別是如果你上次舉重要遠遠追溯到高中體育課，而且認為自己並不是特別強。這個測試並不是要測量肌力，而是評估肩膀轉動範圍能否產生足夠力量。多數人天生就擁有從事日常活動所需的力量，但這種力量除了依賴肌肉外，還取決於關節動作範圍（二頭肌再怎麼發達，都無法靠自己移動）。因此，即便你認為自己不需要力量，但事實上你是需要的，僅是程度差別而已。從辦公室職員到職業運動員，所有人都必須重視活動度，原因就在此。在本章中，具體而言，強化旋轉肌群功能將大幅提升肩膀運作效率、穩定性與耐用度。

事前準備

此測試不需任何工具，只要一塊空地。手腕不要配戴任何手表或首飾。

測試

躺在地板上，膝蓋彎曲，雙腳平放在地板上。右臂放在身體右側，手肘彎曲成 90 度，掌心朝上。現在，將肩膀從關節窩位置往後旋轉（這是一個細微的動作），用力將手腕與掌背壓到地板上。持續施壓，吸氣與吐氣 5 次。不要閉氣。

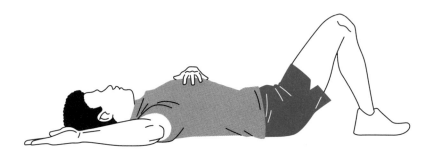

兩邊肩膀的旋轉肌群應該要能充分且有力地旋轉。

解讀結果

這項測試沒有評分。只要感受一下你能產生多少力量，以便與執行鬆動術後進行比較。

何時該重新測試？

我們的建議是，做完首次旋轉肌群鬆動術後立即重測一次，你會感受到肩膀旋轉程度差別極大。進行一週身體練習後，再測一次。過一週後再次測試。之後，在你覺得合適時重新測試，以評估是否有改善。

章魚結構與大 C 姿勢

你知道肩膀的位置。你也曉得有些人的肩比較寬，有些人的肩比較斜，而且墊肩在 1980 年代非常流行（有些人覺得是可怕的時尚）。但你知道肩膀實際上是如何運作的嗎？如果你了解的話，就可以知道為何它對於身體其他部位如此重要。

肩膀主要由兩大片類似三角形的骨頭組成，這扁平的骨頭位於上背部並與鎖骨連接。這些骨頭又稱為「肩胛骨」，骨頭一側有一個關節窩，用來連接上臂頂端（肱骨頭的球狀結構）。

這個結構也包括旋轉肌群（由肌肉與結締組織組成），為手臂與肩膀提供支撐並令它們得以活動。現在想像一下：旋轉肌群就像一隻章魚，牠的頭朝前游進貝殼。貝殼就是你的肩胛骨。這隻章魚（旋轉肌群）從肩胛骨裡面伸出「手臂」，以控制、引導、定位、組織、穩定與旋轉肱骨。這就是你的手臂執行任務的方式。現代姿勢的問題之一是，我們許多人在電腦前工作數小時，導致肩膀前傾及駝上背，我們變成了 C 形生物，這破壞了章魚與貝殼的關係。當我們的身體習慣了這種 C 形姿勢，貝殼被往前拉，章魚（旋轉肌群）就無法正常運作。突然間，章魚臂無法平衡地握著肱骨，部分章魚臂被拉得超長，有些則遭到壓縮變短。當你舉起手臂（或使用手臂做其他事情），這種破壞便導致部分功能受限。想知道我們的意思，請弓起背部、肩膀前傾，然後舉起一隻手臂。然後回到一個可以充分呼吸的姿勢（解開 C 形束縛），再次舉起手臂。感覺到不一樣了嗎？當你不再處於 C 形姿勢時，旋轉肌群就能做好工作。

C 形姿勢不僅發生於久坐人身上。你有時運動也可能採取此姿

勢，但大部分時間不需要。比方說，在進行肌力訓練的划船動作時，你不該處於圓肩姿勢。從事水上活動時，擁有良好技術的划艇者與划槳者會保持直立姿勢，這不僅能夠讓他們產生更多力量，也有助於避免受傷。過去我們曾看過划槳者肋骨斷裂或骨折，原因是他們身體內縮、肌肉拉扯肋骨所致。因此，無論你整天做什麼活動，請盡量避免落入 C 形姿勢。

（順帶一提，以前有句諺語「雙手靈巧」，意思是即使你旋轉肌群大幅受限、肩關節動作範圍極差，幾乎無法舉起手臂，自然本能也不會令你挨餓。你會啟動生存本能，進食時將臉靠近雙手即可。雙手與前臂靈巧得驚人，足以掩飾肩關節已喪失大量動作範圍。肩關節動作範圍不足可能是高爾夫球肘與網球肘的原因之一，但由於雙手與前臂代償，大家可能要過一段時間才會察覺肩膀出現問題。觀看美食烘焙節目時，我們也注意到這種代償，有位評審總是彎腰品嘗蛋糕。我們懷疑她可能有肩膀問題！）

我們還沒說完肩膀的運作原理。肩胛骨也連接到斜方肌，這些肌肉從頭部底部／頸部頂端伸出，越過肩胛骨，一路延伸至背部中間，甚至還連接到鎖骨。斜方肌的功能眾多，包括幫助你聳肩與左右擺動頭部等。如果你將肩胛骨往前旋轉（也就是「前伸」），斜方肌就會努力撐起你的頸部，變得非常忙碌。一旦時間拉長，這些肌肉就會過度疲勞。於是肩膀區域的結構又有一部分遭到破壞並失去平衡，導致其中一處結構承擔的工作量超出正常水平。於是我們開始看到身體出現肩頸僵緊、不適與疼痛等警訊，甚至逐漸喪失部分功能。

我們現在已討論到頸部，但仍有其他需要考量的事情，其一是你的頭部。當你的身體組織良好，頭部完美地在頸部上方保持平

衡，你並不會覺得它是一個負擔。從這個角度來看，你是強壯的。即使嬰兒在某些時候也能撐起他們的小腦袋。但要是你不停低頭看手機，或是身體處於圓肩的 C 形姿勢，頭部便會向前突出。頭部每往前伸出 2.5 公分，便會對頸部帶來 4.5 公斤的負擔。為了因應此狀況，斜方肌與肩膀、上脊椎附近的肌肉與結締組織開始變得僵緊，因為對於你的身體來說，僵硬、固定的姿勢更容易支撐頭部重量。身體會發揮一切智慧去解決技術層面問題，但通常伴隨著功能退化的後遺症。不妨將頭部前傾然後嘗試回頭看，你會發現自己轉頭的幅度受到限制。

雙臂高舉：茱麗葉個人經驗分享

2019 年初，我（茱麗葉）將「雙臂高舉過頭」視為身體上的最大成就之一，重要性絲毫不輸給贏得激流泛舟世界冠軍與生下兩個小孩。此成就意義重大的原因，在於我一個月前剛做過乳房重建手術，而在更之前的兩週，我接受了雙乳切除手術。在最後一次手術的六週後，我就能完全舉起雙臂，甚至能完成一下引體向上（從懸吊開始）。我對於肩關節能有這種動作範圍從未如此感激。

2018 年底，我被診斷患有乳癌第 1A 期。我的乳房之前就出現過一些腫塊與硬塊，所以醫生已密切觀察約十年時間。這次問題是在例行婦科檢查中發現的。我的癌症可以治癒，僅需要開刀，不必化療或放療，對此我感覺自己是幸運的。但與所有罹患癌症的人一樣，我也不禁問：「為什麼是我？」我做過一系列基因檢測，顯示我沒有癌症的遺傳風險。很多

人認為僅有 BRCA 基因會增加罹患乳癌的風險，事實上，大約有 110 個基因與該疾病風險有關。我也做了其他癌症基因檢測，結果全都是陰性。那我怎麼會得到乳癌呢？或許是環境因素，我永遠無法確知實際原因。

考慮到乳房病史與癌症復發風險，我決定切除雙乳並進行重建。身強體壯的我決定將兩項手術安排得非常接近。我在週一進行乳房切除手術，兩週後再做重建。醫學技術不斷進步，幾年後，我有位朋友也得到乳癌，那時已經可以一次進行兩項手術。但無論如何，這都是兩項重大手術，對於患者身心都是極大考驗。

兩項手術安排如此接近的一個後果是，你可能會失去一些重要的活動度，特別是手臂。將雙臂高舉過頭變得非常困難。我另位一位朋友也接受了乳房切除與重建手術，她九個月後仍然無法舉起手臂。我下定決心絕對不能落入此一下場（我的朋友後來逐漸恢復活動度，但過程相當辛苦）。雖然嚴格來說這並不是肩膀活動度的問題（問題在於胸壁肌肉、胸肌與結締組織等），但擁有良好的肩膀活動度有助於我恢復正常。我驚訝地發現，事後有很多人對我說：「哇，你恢復得這麼快，但你是特例，和我不一樣。要是我開了這些刀，一定不可能那麼快復原。」事實上，我並沒有什麼不一樣。我既不特殊，也沒有超能力（不然怎麼會得癌症）。我的身體復原能力與其他人沒有任何差別。我和我的朋友一樣都是普通人。確實，我擁有一定的基礎體能，十分重視睡眠，並盡可能增加蛋白質攝取，以抵消手術造成的肌肉流失（詳見第

179 頁）。但這些並不是什麼驚人壯舉，僅是一些基本功。如果真的要說我的手術復原有什麼不同之處，那就是我在手術後立刻開始活動。這是身體韌性的關鍵。在手術後 48 小時內，我就開始騎室內腳踏車（無需用到雙手）。我每天走路。我的腿還能動，那為何不騎自行車與走路呢？我也立即使用呼吸法來改善身體組織。然後，一旦我開始能使用極輕重量，並緩慢地將雙臂高舉過頭（照醫生建議是手術六週後），就立刻這麼做。這不是因為我是運動狂或擔心變胖，而是因為我從自己的工作得知，活動能促進血液流動，血液流動則會加速恢復，完全不動僅會導致動作範圍縮減。有鑑於此，我一直不斷活動。

醫生希望患者在手術後保持謹慎（完全可以理解），但這導致大家有時候小心過了頭，以至於完全靜坐三個月並失去活動度。根據我個人經驗，如果醫生允許你依自己的感受去調整進度，你的復原速度會更快。如果我覺得有任何「不對勁」，我會迅速停下正在做的事情。放慢腳步，並聆聽自己的身體。

最理想的狀況是根本不得癌症。但有四成的人在一生中多少都會生重病或急症，而你的身體越耐用，就越容易度過挑戰。對我來說，這僅是一段小插曲，而不是可怕的生活災難。我非常幸運，但在復原這件事上，幸運是我自己創造出來的。

解決肩頸難題

與身體遭遇的許多困境一樣，呼吸對於解決肩頸問題至關重要。如果你可以擺出能深呼吸的姿勢，顯示身體組織得很好，足以防止肌肉與關節受限並發揮最大功能。你可能還記得生命徵象 2 提到的「組織」一詞。我們偏好使用「組織」勝過「姿勢」，因為姿勢經常讓人錯誤聯想到軍事儀態，而那暗示身體某些區域過度緊繃、屈曲或伸展。

事實上，有些運動與生活任務不可能以「完美的姿勢」執行。相反地，「組織」意味著讓身體處於能夠充分深呼吸的姿勢，進而達到自己天生的動作範圍末端。我們想要恢復末端範圍（這是本書所有鬆動術的目的，包括肩頸在內），但我們也承認每個人都有適合自己的最佳姿勢。完美的姿勢並不存在。

話雖如此，我們知道上背呈圓弧的 C 形姿勢無法促進良好呼吸與活動度。回想一下，舉起手臂時身體處於 C 形姿勢或直立的差別。C 形姿勢會導致「姿勢性抑制」（positional inhibition）。這並不代表你很弱，而是身體姿勢妨礙你做出有效與有力的動作，好像你真的很弱似的。當身體組織成平衡型態時，你將擁有絕佳的肩膀與手臂活動度，頸部的壓力也較小。這將使一切恢復正常。

C 形姿勢帶來的壞處中，還有一些也值得討論。肩膀／頸部／胸椎區域完整的功能來自三大系統。首先是骨骼結構，包括肩胛骨、脊椎與其關節，這為身體提供了框架。接著是肌肉系統，這不僅涵蓋健身界十分關注的主動肌（胸肌群、二頭肌、三頭肌與斜方肌），還包括位於椎骨之間的小肌肉，這些肌肉有助於脊椎穩定與本體感覺（我們對身體姿勢的感知）。第三個系統是

筋膜這樣的結締組織，它圍繞並固定肌肉與器官以協助我們移動。當你長時間前傾呈現 C 形姿勢時，等於是緊抓著這些系統不放，也就是過度倚賴（有位海豹部隊友人將此稱為「緊抓著肉不放」）。這些系統因此受損，就像拉扯毛衣一樣。經常拉扯開襟毛衣，會導致它失去正常形狀與彈性。它仍然可以保暖，但效果與原來相比可能沒那麼好。

當你持續過度倚賴上背的結構與功能系統，這些系統就會開始適應。C 形姿勢變成預設選項，導致身體最終無法從事生活中有趣的事（除了看電腦以外）。這就是你應該在乎此事的原因。如果沒感覺到痛，或許你會認為這並不重要：「只要不痛，就沒關係吧。」但敏捷地行動本身就有其價值。你這一生都將不斷地活動，請好好地動。

不過我們也承認：想在一天大部分時間維持組織良好的姿勢，有時候根本做不到。有些工作條件不允許，比方說擠進狹窄座艙、承受 10 倍 G 力的戰機飛行員，或是坐在設計不良的辦公桌前面八小時的櫃檯人員。兩者就像是一個問題的兩面。我們能夠理解你無法一直維持完美姿勢，這就是本章身體練習的目的。如果你在一天中無法處於更健康的姿勢型態，這些針對頸肩的鬆動術等於提供了練習的機會。確實，如果你長期處於 C 形姿勢，可能必須更常執行這些鬆動術。改變需要時間，凡事無法一蹴可幾。但好消息是你可以做到！持續執行改善活動度的身體練習，能夠抵消不良姿勢的負面影響，幫助你更有活力地活動身體。

如果你現在有疼痛問題（特別是頸痛），該怎麼辦？某部位疼痛時，最好的方法是看看周遭區域是否怪怪的（從第 194 頁開始，我們將討論找出疼痛原因的上下游方法）。如前述，肩頸關係密

不可分，且絕佳證據顯示：著力處理肩膀問題能協助解決頸痛。

早在 2008 年，丹麥研究人員針對 94 名出現頸痛問題的女性進行研究（值得注意的是，79% 受試者一天中大部分時間都使用鍵盤工作）。後來發表的報告指出，進行頸肩強化訓練令這些女性的疼痛減少 75%。研究人員口中的「肩頸強化訓練」，如果仔細閱讀，實際上就是肩膀等長運動。這顯示照顧好肩膀是頸部無痛的關鍵，而加強等長運動（而非伸展頸部，這是多數人因應頸痛的方法）有助於改善頸部問題。肌肉出現僵緊與缺乏活動度，其中一個原因是某個區域長時間沒有活動（例如頭部從不左右擺動），所以當你試圖這麼做，大腦就會踩煞車，它不相信你可以達到這樣的動作範圍。等長運動的優點是提醒你的大腦，你依然能以某些方式移動，這有助於恢復該區域的天生功能。

你也可以透過旋轉手臂來改善肩膀活動度。多數人手臂向前旋轉的能力都不錯，向後旋轉（外旋）則是另一回事。然而，將手臂從肩膀關節窩稍微往後旋轉是不錯的休息姿勢，這有助於組織上半身並賦予手臂更多力量。我們曾幫助奧運金牌雪車運動員改善她的肩關節外旋能力，這使她能更有力地滑動雪橇並提升速度。當然，我們大部分人不會以每小時 145 公里的速度滑動雪橇，但手臂更有力量有利於從事任何活動，包括推動購物車與摔倒後撐地起身。

執行鬆動術將幫助你發展更好的外旋能力，但你也可以每天提醒自己在上臂與肩膀交界處輕輕往後轉動手臂。如果你雙手提著洗衣籃，可以想像雙手同時向外掰，像要把這個籃子從中「折斷」。此方法也可用於推購物車或嬰兒車時。這個動作會讓肩膀產生外旋力量。當胸肌稍微伸展且掌心略微朝前時，你就知道做對了。

既然談到了外旋話題，我們想提醒一下瑜伽愛好者。如果你經常練瑜伽，或許常做一些有利肩頸的姿勢。許多瑜伽動作需要將雙臂高舉過頭，而下犬式能讓你將肩關節拉到屈曲範圍末端，戰士二式則需要左右轉動頭部。總言之，瑜伽有很多方式可以協助提升肩頸活動度。但是關於如何達到良好的肩膀活動度，有一個地方值得商榷。老師通常指導學生將肩胛骨後收下壓。但實際上，肩胛骨必須要能四處移動。更好的方法是像我們之前描述的那樣，將手臂從肩關節窩的地方往外旋轉。這是極小的差別，但對於身體組織與活動方式的影響極大。

身體練習：肩關節屈曲、上背部與旋轉肌群鬆動術

現代生活限制了我們的動作方式，導致多數人喪失身體的天生型態。正如我們在本章各處不斷強調的，這一點在肩膀區域特別明顯。這些鬆動術旨在讓關節與肌肉以不同於平常的方式活動。你使用的任何工具（這裡是用球），僅是協助執行這些動作。

我們希望你盡可能常做這些鬆動術，但你也可以想出其他活動肩頸區域的方式，特別是感覺到張力與僵緊時。這是身體在發出「你需要多活動」的訊號。因此，在安全的情況下，你可以試著伸手從高處拿東西，而不是使用梯子。早上起床時，可以用手臂畫圈的方式幫助你清醒。當你坐在辦公桌前面時，可以像我們先前說的那樣將肩膀往後旋轉。如果你的汽車裝有倒車顯影，有時候可以關掉，自己轉身回頭看（沒裝這些之前我們就能倒車，現在當然也做得到）。當你散步時，轉頭往兩邊看並觀察四周環境。這不僅能讓你的斜方肌休息一下，走起路來也更愉快。

牆壁懸掛

你也可以使用櫃檯完成這個動作，或是採取瑜伽下犬式。

站在牆壁前面，距離約一公尺遠。彎腰、背部打平，手掌平放於
牆上。頭部置於兩臂之間，肩膀外旋（嘗試旋轉手臂，讓肘窩朝
向天空）並「懸掛」在牆上。維持此姿勢，深呼吸 10 次。當你
呼吸時，試著想像正在擴張背部與胸廓。

皮拉提斯、瑜伽、體操與奧
運舉重等運動都有一個共同
動作，那就是手臂高舉過
頭。幸運的是，此姿勢很容
易融入日常生活。

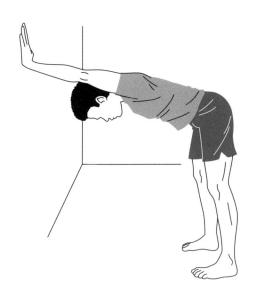

胸椎鬆動術 2

在這個鬆動術裡，你將使用球來鬆動上背的椎骨與軟組織。你也需要將手臂停留在過頭位置一段時間。

躺在地板上，膝蓋彎曲。將球放在脖子底部的右側，位置就在肩胛骨頂端。舉起右手臂超過頭部，拇指朝下，然後將手放到地板上，手肘靠近頭部。以適當速度抬高與放下手臂十次，同時一邊呼吸。現在稍微往後滾動，讓球沿著背部往下移動，約停在肩胛骨中間位置。重複抬高與放下手臂十次。最後，將球滾到肩胛骨底部，重複抬高與放下手臂十次。一邊做完再換另一邊。若想增加鬆動效果，可以採取臀橋姿勢抬高臀部。

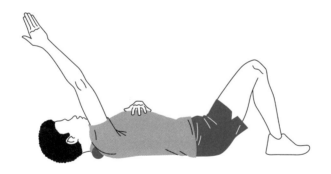

此鬆動術的重點在於將手臂高舉過頭，同時鬆動上背組織。

旋轉肌群鬆動術

此鬆動術改善肩膀旋轉的效果絕佳。我們建議完成鬆動術後再做一次肩膀旋轉測試，看看效果有多厲害。你不必每次都重新測試，只要第一次完成鬆動術後測試即可，證明努力沒有白費。

躺在地板上，膝蓋彎曲。將球放在右肩與上臂交界的地方。稍微向右側轉，讓球緊貼旋轉肌群（而非手臂下方）。將右臂向外伸出，手肘彎曲成 90 度，前臂與地板垂直。姿勢就位後，收縮壓在球上的肌肉，同時緩慢地吸氣與吐氣，然後放鬆。重複十次。接著，將前臂輪流往前與往後移動，移到盡可能遠，手肘維持在地板上。重複十次。一邊做完再換另一邊。

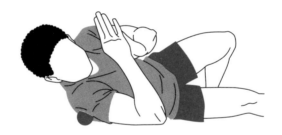

放在肩膀後面的球不僅鬆動這些特定組織，也讓你更注意這個區域。

臀部抬高：做伏地挺身的正確方法

如果我們遞給你一個大箱子，你抱著時會肩膀前傾、雙臂大開嗎？或是將手臂從肩關節窩往後旋轉，讓箱子靠近身體？不妨試著模擬這兩種方式，看看哪一種感覺比較對。將手臂靠近身體是更好的方式，因為手臂張開會更費力。既然如此，為什麼許多人在做伏地挺身（強化肩膀與建立全身肌力的絕佳運動）時，手臂張得如此開？這既沒有效率又增加動作難度。我們認為有更好的方式。

你可以試試看「蠕動式伏地挺身」（worm push-up），方法如下：趴在地板上，雙手伸到身體前方，然後迅速把手臂收回身體兩側，掌心朝下，好像你要迅速從地板上起身一樣。這會令你自然地進入完美的伏地挺身姿勢（瑜伽愛好者應該不陌生，這也是做鱷魚式的標準姿勢）。姿勢就位後，繃緊臀肌，將身體推高至平板姿勢（從頭到腳呈一直線，靠雙手與腳趾撐地）。在此處呼吸一下，然後降低身體，直到離地幾公分。重複這個動作。做伏地挺身時想像雙手平放在餐盤上，然後你要將這些餐盤扭進地板，右手朝順時針方向「轉動」，左手逆時針「轉動」。這有助於你達到良好的肩膀旋轉與穩定。

你可能需要蠕動或扭動才能抵達伏地挺身的最高點，但這是可以接受的。我們喜歡「蠕動式伏地挺身」！教導小孩時就用這一招，我們還沒遇過有人無法從底部蠕動上來。你會變得越來越強壯、扭動幅度越來越小，最終能夠平穩地升降。

如果你剛開始做伏地挺身，用這種方法強化肌力會比跪姿伏地挺身好太多。很少人可以從跪姿進階至標準伏地挺身，而且跪姿可能導致肩膀動作範圍出問題。請做蠕動式伏地挺身！蠕動不僅是更好的技巧，同時能提醒身體要啟動臀肌、給予脊椎一些伸展訊號，並確保肩膀獲得部分伸展。

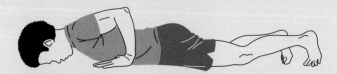

前臂與地面垂直，能做出更好且更有力的肩膀動作。

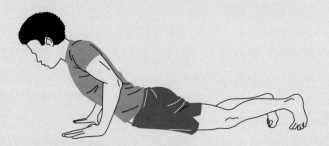

蠕動式伏地挺身是很棒的動作，能照顧好脊椎，而且大家都做得到！

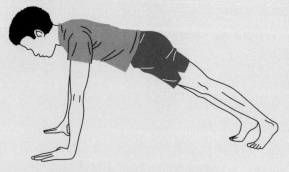

累人的平板支撐。你能呼吸嗎？

長壽飲食

評估第一部分：800 公克估算
第二部分：蛋白質計算
身體練習：800 公克挑戰與提高蛋白質攝取

VITAL SIGN 6

對我們來說，食物代表很多事物。暫且不論與撫慰、文化、愉悅的關係，食物在最基本層面上提供了身體建材與維持運作所需的燃料。這對你來說並不是什麼新聞，早在 1826 年便有人告訴我們，「我們吃什麼就會變成什麼」。當時法國最卓越的美食家薩瓦蘭（Jean Anthelme Brillat-Savarin）寫道：「告訴我你吃什麼，我會告訴你你是誰。」你可能不知道的是，吃什麼也會影響如何活動。如果不處理飲食問題，我們就不可能制定提升身體耐用度與恢復活動度的可靠計畫。事實上，借用薩瓦蘭的名言，「你怎麼活動，取決於你怎麼吃」。

你每日攝取的營養素影響了所有令你能活動的組成要素，包括肌肉、肌腱、韌帶、軟骨、骨骼與其他組織，也影響身體發炎水平，

連帶衝擊你的活動。如果你亂吃的話，受傷或手術復原速度可能變慢，凱利（擔任物理治療師）經常遇到病人有這樣的狀況。

印象特別深的一次，發生在凱利執業第一年。他當時正在治療一名剛開完半月板移植手術（半月板是位於膝蓋附近的軟骨，功能是吸收來自於地面的衝擊）的客戶，後者膝蓋腫脹與發炎的時間異常的久。「你的膝蓋在不爽什麼呢？」凱利試圖搞清楚狀況。他突然想起一件重要的事，「你早餐吃了什麼？」凱利問道。「一盒麥片」，這名客戶回答。這傢伙花費數千美元進行這般昂貴的手術，結果卻像十幾歲的年輕人一樣亂吃東西！他認定的「早餐」實際上甜度爆表，蛋白質與微量營養素含量很低。他的飲食並未提供復原所需的營養，而這反映在傷口癒合速度上面。再次驗證那句名言，「你吃什麼就會變成什麼」。

由不當飲食滋養的組織不僅反應不一樣，據一些按摩治療師表示，它們的觸感也不同。敏銳的治療師能夠辨別客戶是否經常吃高度加工食物，這些食品容易引起全身發炎並帶來其他明顯問題。與水分與營養都充足的組織相比，缺乏兩者的組織反應就是不一樣。你與朋友晚上大啖披薩與啤酒後，隔天早晨醒來是否曾照過鏡子？你的皮膚看起來可能不像前一天那般年輕！重點是，無論要建造房屋或人體，使用最好的建材才能獲得更好的成果。

事實上，你不管吃什麼東西都可以生存（有時這是必需的能力，詳見額外加分評估，第 165 頁）。但你的身體有點像是凱利大學時代擁有的露營爐具。他當時購買 MSR 戶外品牌的爐子，主要是因為它可以使用多種燃料，包括煤油、去漬油與汽油等。有一次外出露營時，他心想：「哦，這可以燒汽油嗎？讓我們試試吧。」他與朋友才剛開火烹飪，黑煙立刻冒了出來，覆蓋鍋具並

阻塞燃料噴嘴。他們清理了噴嘴，再煮了兩分鐘，相同情況再次發生。這個故事給我們的教訓是：你可以燃燒各種類型的燃料，但不代表你應該這麼做，結果不一定是好的。

我們的營養理念著重於好的燃料，也就是高品質營養素。我們對於這些營養素的配置並不是特別挑剔。舉例來說，我們不支持也不反對任何飲食法，像是原始人飲食法、阿特金斯飲食法、地中海飲食法、30 天全食療法或生酮飲食法等。我們不在乎你是純素主義者、素食主義者或肉食主義者。我們知道以上所有飲食法都有成功案例，不同的飲食法適合不同的人。我們只有一句老話要提醒：「不要以劣質加工食品為主食。」我們在意的僅有兩件事：蛋白質與微量營養素。根據我們的經驗，當你注意達成這兩項重點，其他事物（包括熱量控制與更健康的飲食習慣）都會自動到位。

這兩項飲食重點也符合醫學博士沙納漢（Cate Shanahan）所稱的「全世界料理的四大支柱」（更廣泛地說，應該是人類飲食的四大支柱）。在她的著作《深度營養：為什麼人類的基因需要傳統飲食？》（*Deep Nutrition: Why Your Genes Need Traditional Food*）裡，沙納漢解釋了為何全球各地幾乎所有文化都食用營養成分類似的食物。這些食物的外表可能不太一樣（例如醃製大頭菜與泡菜，或是豚骨拉麵與清雞湯），但它們有共通之處，而且並非偶然。作為人類，我們的身體健康仰賴於祖先明智篩選、學會適當烹調並透過文化傳承下來的食物。我們的基因需要這些均衡的營養！沙納漢的研究令她篩選出人類最佳飲食的四大共同元素：帶骨肉類、發酵及發芽類食物、動物內臟、生鮮食品。你可能不贊同沙納漢的特定建議（許多人不敢吃動物內臟），但依然可以理解四大支柱的基本原則，那就是：我們的身體需要蛋白質與生鮮食品

（包括水果與蔬菜，它們是微量營養素的主要來源）。

生命徵象 6 的測試與身體練習旨在讓你的飲食變簡單。它們無法提供快速的解決方案，設計初衷也不是為了讓你變成擁有六塊腹肌的 Instagram 模特兒。不論你生來是什麼體型，這些營養策略都能幫助你維持強健的身體。再次強調，這些策略旨在簡化一切。我們周遭的世界經常以複雜答案回應簡單的問題。五小時能量飲料？生酮軟糖？這到底是怎麼一回事？你最近有沒有逛過保健食品區？不可否認的是，營養補充品在某些情況下確實能派上用場，每日服用綜合維生素也算是為健康買一份保險。但沒有任何東西能取代真正的食物。

當我們把小女兒從醫院帶回家時，對此體會特別深。她出生後在新生兒加護病房待了三週，醫生在她出院時開了一些維他命處方。這些維生素嚐起來味道很糟糕（我們不可能沒試過就給她吃！），我們不想讓寶貝吃這種東西。此外，她當時母奶喝得好好的（換言之，她得到完美食物），應該已取得所有需要的營養。

「她為什麼需要這些？」我們問道。「因為舊金山的女性曬不到太陽，所以她們無法製造足夠的維生素 D（人體可透過日曬自然合成維生素 D）」，這是我們得到的答案。噢，怎麼不早說呢？解決方法很簡單：當時是八月（舊金山最多霧的月份），但我們待在陽光充足的馬林郡（Marin County）。因此我們保護好新生兒的頭部，每天讓她的身體照射陽光五分鐘。茱麗葉也在陽光下坐一小段時間，以便產生足夠的維生素 D（每週僅需幾次曝曬，每次 10~30 分鐘）。我們的女兒僅靠喝母乳就長得頭好壯壯又健康（寫作當下她已 13 歲，身高 175 公分）。不需要複雜的人工解決方案，便能解決問題。

讓我們再舉一個例子，證明簡單方案才是更好的解決之道。2000年代初期，競技運動員有一陣子流行使用靜脈注射補充水分。正如當時廣告宣傳的，這是一種「神奇」的方式，可以讓運動後的身體迅速恢復到最佳水分水平。不過，靜脈注射補水後依然會感到口渴，因為大腦沒有意識到身體已獲得水分。其實正常喝水便能補水同時也能解渴。再次證明，複雜的方法不僅需要付出更多勞力，也不是更好的解決辦法。

我們告訴你這些故事，並不是要宣揚母乳或水瓶的好處，而是希望你回歸基礎。你需要的飲食在平凡的雜貨店都買得到，這可以是你的飲食起點。如果喜歡烹飪的話，可以買些簡單食材自己動手做。同樣的，如果偏好外出用餐，只要點餐時記住我們的蛋白質與微量營養素建議即可。如果你正在為馬拉松比賽進行訓練，記得多吃點碳水化合物。如果你想要減肥，那就減少熱量攝取。這不需要什麼艱難的科學原理，而且可以取得非常具體的回報。

攝取充足蛋白質的好處多多。蛋白質在打造與維持肌肉方面扮演關鍵角色，而肌肉量的維持與身體功能密切相關。蛋白質也有助於維持身體其他部分，例如所有結締組織與小腸黏膜。在與其他人談論他們飲食的過程中，我們發現大家普遍不知道一個事實，那就是：隨著年齡增長，我們對於蛋白質的需求也會增加。身體會緩慢地流失肌肉量（這還只是一開始）。從三十多歲開始，肌肉會以每十年 3~5% 的速度流失，具體速度取決於基因遺傳、活動程度與蛋白質攝取量。許多因素會影響與年齡相關的肌肉流失，其中一項是身體將膳食蛋白質轉化為肌肉的能力下降。因此，試想一下，如果一開始蛋白質攝取就不足，那後果會是怎麼樣。這就是我們極力宣導必須維持體內這些小小肌肉製造工廠供

應無虞的原因。確保自己持續攝取充足的蛋白質，能夠協助減緩老化過程不可避免的肌肉流失。

微量營養素（營養補充的另一個優先面向）同樣在維持健康活動度方面扮演重要角色。微量營養素是維持健康所需的關鍵維生素與礦物質。植物性食物裡通常含有植物性化合物，例如類黃酮（flavonoids）、酚酸（phenolic acids）、異黃酮（isoflavones）、薑黃素（curcumin）、異硫氰酸酯（isothiocyanates）與類胡蘿蔔素（carotenoids），這些化合物經證明對健康有益（巨量營養素則是主要營養來源，包括脂肪、碳水化合物與蛋白質）。這些微小但強大的營養素協助細胞生長與發育、維持免疫功能、產生能量、神經傳導與肌肉收縮，以及參與其他數百種維持身體順暢運作的作用。它們是維持生命的必備元素，儘管攝取量極低也能維持生活，但誰會想要勉強度日呢？

維生素 C 的攝取量足以避免壞血病，你就滿意了嗎？還是你希望攝取量達到身體能迅速修復組織的程度（包括皮膚組織在內，這就是大部分護膚產品添加維生素 C 的原因）呢？同樣的，維生素 D 的攝取量足以避免佝僂病（這是美國 1930 年代開始將此營養素添加於牛奶的原因，當時這種骨骼軟化疾病在貧窮兒童之中相當盛行），你就心滿意足了嗎？還是你想要攝取量達到能夠防範骨質疏鬆症呢？其他微量營養素也是同樣道理。請不要滿足於「剛好足夠」。如果你想要擁有抵抗疾病的力量、實現最大活動能力，以及各方面都表現良好的話，請攝取大量微量營養素。

在開始測試前，請容許我們再解釋一下我們的整體營養理念：健康飲食的重點在於妥協。食物應該令人快樂，你不會想成為那種因飲食受限而無法參與任何場合、錯過聚餐歡愉氛圍的人。另一

方面，你也不想對飲食毫無節制。重點是在兩個極端之間找到平衡點。請找出那個讓你快樂的位置。

評估第一部分：800 公克估算；
第二部分：蛋白質計算

這兩項測試的用意是抽查你是否滿足蛋白質與微量營養的需求。我們通常不太會主張要測量食物重量，但偶爾為之還是不錯的，可以確認自己對於飲食的評估是否符合現實。不論你覺得自己是達標，或是比標準來得高或低，事實有時可能和你想的不一樣。我們有位客戶總認為自己吃得很健康，在她準備動人工膝關節置換手術前，我們要求她評估微量營養素。她這時才驚訝地發現，自己每日平均攝取的富含微量營養素食物僅 100 公克，遠低於所有人都應該努力達到的 800 公克目標。她非常震驚。

我們必須承認，對於某些人來說，測量食物是控制生活的方法。但控制欲並不是施測的理由，如果你有飲食失調問題，或是發現自己會因為要秤食物而過於嚴格限制飲食時，請跳過這些測試。我們追求的並不是完美。正如本書其他測試，估算這些微量營養素食物與蛋白質的主要目的，是讓你注意到自己可能忽視的事物，或發現自己單純判斷錯誤（如同置換膝關節的友人）。只要仔細看一下食物（無論有無測量），就能幫助你了解是否需要重新評估並為了健康做出一些改變。

評估第一部分：800 公克估算

辛科斯基（EC Synkowski）是美國馬里蘭州營養教練，她擔任我們

的顧問已有十多年。她擁有理學碩士（MS）學位，且是一名認證營養專家（CNS）與合格營養師（LDN）。在過去十多年，她一直致力解決營養資訊混亂的問題：市面上充斥太多建議，如何將這一切化繁為簡呢？辛科斯基提出一個簡單但聰明的概念。你不需要擔憂是否有攝取每種維生素、礦物質、抗氧化物、植物性化合物（這些建議過於複雜，一般人難以理解消化），她創造一套標準（既簡單又有科學研究支持）將飲食規則簡化為一項容易執行的挑戰：每日攝取 800 公克的水果與蔬菜。

就是這麼簡單。這些蔬果可以是新鮮的、煮熟的、冷凍的或是以水封裝的罐頭，選擇非常多樣。因為使用秤重食物的方法（一段時間後你可能熟練到目測即可），所以不必在意分量、食物組別、食物金字塔或其他令人困惑的健康飲食指引。辛科斯基的「800 公克挑戰」（這是我們改編用於此書的名稱，原本叫做 800gChallenge®）特別之處，是採取了加法飲食，而非經常聽到的「少吃點什麼」的建議，這使得它令人耳目一新。

這些是你現在必須知道的基本資訊，以方便進行評估。在本章後頭，我們將告訴你辛科斯基是如何得出 800 公克這個數字的，以及確保達標的一些簡單方法。

事前準備

準確計算蔬果攝取量的最佳方法是使用廚房料理秤。這些料理秤通常不貴（也方便你使用以重量標記食材的食譜，這比杯子或湯匙的測量方式更精準）。但如果手邊沒有，也不必太擔心。一般來說，800 公克生鮮農產品相當於六杯的分量（多數蔬果的一杯約為拳頭大小）。但要注意的是，生的葉類蔬菜（如菠菜、羽衣

甘藍、綠葉甘藍與牛皮菜）體積大但重量輕，只能算成花椰菜這類重量較重蔬菜的一部分（例如五杯菠菜＝一杯花椰菜）。

選擇符合你平時飲食習慣的一天進行測試。最好不要選外食或叫外送的日子，如此一來測試可能會比較順利。但要是你每天都外食或叫外送，那務必選擇你最常吃的餐點做計算。讓自己熟悉一下一杯的分量大概多少，然後以目測方式估算餐盤上符合標準的蔬果。

測試

從早上吃的第一口食物開始，一直到晚上吃的最後一口宵夜，記錄你一天內吃的合格蔬果重量，最好使用秤來測量（詳見上一段）。將這些數字相加，就是你的分數。

你可能已經猜到，800 公克估算有一些規則要注意。舉例來說，水果味麥片不算蔬果，薯條當然也不是（因為是油炸的，不是因為它們是馬鈴薯）。但你可能不太確定如何區分，以下指南能夠幫助你判斷。

算	不算
生鮮水果與蔬菜（即使加沙拉醬）	果乾與乾燥蔬菜，如葡萄乾、椰棗與乾豌豆
烹煮的、冷凍的（沒有預先添加醬汁或調味料）或罐頭（以水封裝）水果與蔬菜	植物奶
加入料理（如奶昔、莎莎醬與湯類）的水果與蔬菜。在入菜前先稱重，或查閱食譜將總量除以份數	果汁
豆腐	果凍與果醬

算	不算
豆類	油炸蔬菜，例如薯條與天婦羅（油炸的壞處抵消了蔬菜有益健康的好處）
未添加油或糖的番茄醬	穀物
常被誤解不屬於水果與蔬菜的食物：馬鈴薯、玉米、（未經乾燥加工的）毛豆、豌豆、酪梨	各式麵粉（包括杏仁粉與鷹嘴豆粉）
醃黃瓜與泡菜等發酵蔬菜	蔬菜製成的麵條
橄欖	堅果與種子
無糖製成的果泥（如蘋果醬）	爆米花

解讀結果

你每日攝取的蔬果公克數，就是你的分數。

這裡沒有太多模糊空間。如果吃到 800 公克蔬果，就是達到標準，反之就是沒達標。如果你每天攝取 800 公克以上，那真的很棒，請維持下去，留意不要亂吃大量加工食品，抵消了這些蔬果的好處。要是你沒吃到 800 公克，那就努力增加直到達標為止。我們將在本章後頭給你一些建議，幫助你實現目標。

何時該重新測試？

每天測量你所吃的蔬果重量，直到你充分了解 800 公克包含哪些東西。

第二部分：蛋白質計算

幾乎每個人的飲食裡都有一些蛋白質，但根據我們的估算，許多人仍攝取不足。我們必須先說明一下，對於每日該攝取多少蛋白質有不同看法。我們的建議是每磅體重攝取 0.7~1 公克（約每公斤體重 1.6-2.2 公克）的蛋白質，這個範圍介於美國農業部保守的建議量（每磅體重約 0.4 公克）與健身房裡那位鼓勵你狂喝蛋白飲品的仁兄（和他一樣）之間。換言之，我們的建議量高於一般大眾指引，但絕對安全、合理且背後有研究支持，這也顯示了美國農業部的指南可能已經過時（關於蛋白質建議攝取量的更多資訊，詳見第 175 頁）。

大家都知道，蛋白質是一種巨量營養素。紅肉、家禽與海鮮含有大量蛋白質，乳製品裡的含量較少。穀物（特別是全穀物）也含有一些蛋白質，堅果、種子、豆類、莢豆（如小扁豆、花生、黃豆與豌豆）與部分蔬菜也有。在本項評估裡，我們要求你將所有來源的蛋白質重量相加。如果有使用蛋白粉的話（請參考第 180 頁〈蛋白粉─支持或反對？〉），也要計入它的蛋白質公克數。

事前準備

你需要一個輔助資訊系統與一些工具（計算機與紙筆），來統計來自不同食物的蛋白質公克數。與蔬果重量相比，測量你在一天內攝取多少蛋白質需要花費更多力氣。你可以直接測量純蛋白質來源（這很簡單，例如將雞腿或後腹側牛排放在料理秤上，然後將公克數加到總量裡即可，因為這些食物幾乎都是蛋白質），但其他蛋白質來源可能得花點時間研究。比方說早餐麥片可能含有蛋白質，必須檢查盒子側邊的營養標示以得知確切蛋白質含量。甚至蔬菜也可能含有部分蛋白質（1 杯花椰菜含有 2 公克蛋白質）。至於混合多種不同食材的菜餚，計算起來可能更麻煩。以

墨西哥捲餅為例，裡頭的豆類與起司各含 7 公克蛋白質，外層薄餅含 1 公克蛋白質，這樣加起來共 15 公克。除了參考食品標示外，美國農業部 FoodData Central 網站的搜索引擎（fdc.nal.usda.gov）也可協助你計算蛋白質，還有一些提供營養數據的各式網站（如 myfooddata.com）與應用程式（如 MyFitnessPal）也能派上用場[1]。

你也可以用目測方式估算。一份魚、雞肉或肉類，相當於手掌大小，含有約 23 公克蛋白質。半杯豆類與莢豆和拳頭大小相當，而每半杯豆類與小扁豆約含有 7.5~8.5 公克蛋白質。

與先前測試相同，請選擇最符合你平常飲食的一天來測量。無論是在餐廳用餐或在家自行料理，或是兩者兼有都可以。請誠實以對，選擇最能反映真實生活的一天進行測量。

測試

從早上吃的第一口食物開始，一直到晚上吃的最後一口宵夜，記錄你一天內攝取的蛋白質公克數。各種形式的蛋白質都要算到，包括素食、非素食與蛋白補充品（如果你有喝的話）。將這些數據相加，就是你的分數。

解讀結果

依據此準則評分：每磅體重攝取 0.7~1 公克（約每公斤體重 1.6-2.2 公克）的蛋白質。如果你整天活動程度不高，落在區間的底端是

1　【編注】衛服部食藥署有「食品營養成分資料庫」，可線上查詢餐點的營養成分。

可以接受的。如果你有適度運動（例如健行或騎飛輪 30 分鐘或類似運動，一週數次），數據應該落在中間範圍。若你是一名運動員、準備動手術或剛開完刀復原中，或是年紀超過 60 歲，那應該努力達到範圍的頂端。

與 800 公克估算相同，這裡的評分涇渭分明。如果你每天有吃到適合你自己的蛋白質攝取量，那就是達到標準（這應該是你的目標），反之就是沒有達標。雖然接近目標或有所進步也很棒，但我們希望你不以此為滿足，而應該努力達成蛋白質目標攝取量。

何時該重新測試？

每天測量你攝取的蛋白質公克數，直到已充分了解要達到每日攝取量應包含哪些食物。

額外加分評估：星冰樂測試；24 小時斷食

如同我們先前反覆強調的，本書目標之一是幫助你從生理學角度更了解自己。如果你願意進行本專欄的兩項測試（非強制性），就能更深入了解你的「代謝靈活性」。

代謝靈活性的意思，是身體根據燃料供應的變化來調整如何使用燃料的能力。如果你的代謝靈活性很強，在日常生活中這意味著就算早晨醒來什麼都沒吃，直接去運動或上班也不會遭遇「撞牆期」（意思是體力耗竭，通常是因為燃料供應不足）。此外，即便你攝取脂肪與熱量爆表的食物（例如星

冰樂），應該也不會感到噁心或拉肚子。

許多偉大運動員可以證實此能力的重要性。正如巨浪衝浪傳奇人物漢彌爾頓經常掛在嘴邊的話：如果你唯一能取得的食物是大麥克漢堡，卻因為消化系統變得過於挑剔而吃不下去，那你可能會遭遇很大的麻煩，因為完美食物不是說有就有（特別是出門在外時）。如果你與其他人合作（像漢彌爾頓一樣使用水上摩托車進行拖曳衝浪）卻遭遇撞牆期，很可能會成為整個團隊的負擔。超馬跑者卡納西斯（Dean Karnazes）最有名的事蹟是，他在 200 英里（320 公里）賽事期間叫了一個披薩吃。雖然之後他已調整作法（根據《運動畫刊》報導，卡納西斯的冰箱看起來像是偷來的全食超市貨架。他自己也坦承不要吃太多糖，恢復情況會更好），但他吃披薩補充能量的故事凸顯代謝靈活性良好帶來的好處。這並不是說這些運動員或是我們支持這種作法。相反地，請盡可能選擇最棒的燃料。但人類生來就是雜食性動物，這使我們（必要時）能吃手邊能取得的任何食物，人體沒有你想得那麼挑剔。

換句話說，我們已進化到足以適應各種不穩定的環境。在史前時代，人類可能今天成功狩獵到動物、能夠大口吃肉，明天卻僅能依賴蔬果維生，有些日子甚至什麼食物都吃不到。我們的身體必須保持彈性，也因為有彈性，身體才能產生更多的能量、減少對於食物的渴望，且無論給予什麼樣的燃料仍能維持最佳運作。即便人類所處環境已有極大變化，代謝靈活性的這些面向依然是值得追求的目標，特別是考量到代

謝不靈活就是糖尿病的特徵之一。

此外，當你擁有代謝靈活性，從事一些相對輕鬆的運動時（如兩小時健行），就不太需要一直吃點心或補充燃料，因為你的血糖能夠維持穩定。的確，耐力運動員必須事先規劃好營養補充，而這通常包括在長時間運動過程中補充能量。但即便是他們，也有不少人過於頻繁地攝取 GU 能量膠與其他補充劑。簡言之，代謝靈活性令你不必攝取太多卡路里，而且你可能會發現更容易控制體重。

要如何做才能達到代謝靈活性呢？我們的建議是執行本章身體練習（每日攝取 800 公克蔬果以提高微量營養素並監控蛋白質攝取），這能夠讓你的飲食以健康的原形食物為主，不會留太多空間給高糖、高加工產品，導致血糖震盪劇烈。三餐規律正常也能提高代謝靈活性，而不是整天包括正餐與點心不斷進食，或是下午依賴咖啡因提神。

想知道自己表現得如何嗎？以下是兩項評估。

1. 星冰樂測試

此測試類似於醫生經常對患者做的「葡萄糖耐量測試」。病患飲用含糖飲料，令血液中的葡萄糖水平（也就是血糖）升高。此升高訊號促使胰臟分泌胰島素，胰島素的工作是清除血液中的葡萄糖，並協助其進入肌肉與其他身體部位做為能量使用（按：轉化為肝醣）。這降低了血糖水平，這正是你

想要的，因為血糖長時間維持在高水平會傷害血管，並增加罹患糖尿病與其他疾病的風險。血糖居高不下通常是胰島素阻抗的徵兆，也就是細胞對於胰島素的反應變差、葡萄糖無法進到細胞裡。胰臟會製造更多胰島素以彌補此缺陷，但隨著時間拉長，這些努力可能徒勞無功，胰島素阻抵嚴重的話可能演變為第二型糖尿病。

星冰樂測試並不是一項醫學檢測，而是一種衡量攝取糖類後是否感到不適或心情起伏劇烈的方式。此測試無法判別你是否有胰島素阻抗問題。但鑑於糖尿病已成為全球公衛危機（特別是在美國，超過 10% 人口患有此病）[2]，我們認為此測試能夠讓你更認識胰島素阻抗，甚至幫助你判斷自己是否出現任何徵兆。喝完星冰樂後，你不應該感到注意力難以集中、緊張或情緒不穩定（如果你對咖啡因敏感，可以點不含咖啡因的兒童星冰樂），這些可能是血糖未從血液中清除的徵兆。你可以使用血糖監測儀更準確地測量，這類裝置在任何藥局都可買到。如果懷疑自己出現胰島素阻抗的狀況，請諮詢醫師。

事前準備

我們選擇以星冰樂進行測試，但其實任何高糖分飲料都可以。1 杯 16 盎司（大杯）的咖啡星冰樂含有 65 公克的糖。

2　【編注】根據衛服部國健署的《健康促進統計年報》（2023 年，頁 32），2017-2020 年，20 歲以上國人糖尿病盛行率為 11.3%。

如果你想進一步挑戰的話，也可選擇 20 盎司（特大杯）、含 95 公克糖（特殊口味可能含更多糖）。空腹進行測試，距離上一餐至少四個小時，且接下來四小時不吃東西。

測試

喝完整杯星冰樂，然後記錄接下來四小時的感覺。

解讀結果

自我評估：喝完星冰樂之後的感覺如何？如果感到煩躁易怒、噁心、緊張不安、昏昏沉沉的，或是拉肚子，這代表你的代謝不靈活。如果你像沒事般繼續一天的生活，那你很可能屬於代謝靈活的族群。但有個地方要注意。如果你平常就有喝星冰樂的習慣，那可能也不會出現任何不適。你的身體早已適應，但不一定是你期望的適應。這是否意味著你的生活方式非常健康？絕對不是。你確定沒有任何不舒服的感受嗎？或許垃圾食物其實令你感覺很糟糕，你只是習慣了。現在該是重新評估的時候了。

我們誠心希望這個小實驗能讓你了解身體因應食物的方式。無論你喝完星冰樂有無出現問題，請務必遵循 800 公克蔬果挑戰並滿足自己的蛋白質需求。這將確保你維持代謝靈活性，或最終能達到此目標。如果星冰樂超出你的承受範圍，請在遵循生命徵象 6 的身體練習兩週後再測一次，你或許會看到代謝靈活度改善。

2. 24 小時斷食

回顧歷史，人類總是自願進行某種形式的禁食，無論是源於宗教傳統（伊斯蘭齋戒月與猶太人贖罪日）、做為精神修煉的一部分（部分印度教徒每週禁食一天），或是基於減重（間歇性斷食，詳見第 190 頁）考量。我們必須提醒你，世界糧食短缺問題尚未緩解，以禁食探索自我健康是一項特權。我們邀請你嘗試斷食 24 小時，用意是一個明確的目標，也就是評估你與食物的關係。

長時間沒有東西吃曾是人類經驗的一部分，已烙印在基因裡，因此我們應該都足以因應飢餓。如果你無法做到的話，也不必氣餒。在文化的影響下，我們已抵達一種境界，不僅對於食物過分講究、嚴格限制麩質與乳製品等產品的攝取，也無法超過五小時不進食。正如伊斯特（Michael Easter）在他的著作《勇闖阿拉斯加 33 天：走入極地荒野，跳脫舒適圈，發現全新的自己》（*The Comfort Crisis: Embrace Discomfort to Reclaim Your Wild, Happy, Healthy Self*）裡指出，大部分的人很少離開舒適圈，他們的室內溫度維持在攝氏 22 度、不扛任何重物、無法忍受無聊、不思考死亡，也不容許胃部發出一點飢餓聲響。我們已失去身為人類的彈性。也有人大力鼓吹每天應吃三餐外加兩次點心，甚至每三小時就要進食一次以「提升新陳代謝」。我們的生活周遭充斥著食物的影像與實體，像是同事桌上放的糖果、加油站賣的各式零食與咖啡店收銀機旁邊堆高的糕點等。難怪大家經常無意識地進食，不論是否感到飢餓都照吃不誤。

這是許多人傳承給孩子的生活方式。除此之外，還存在一個錯誤觀念，也就是運動期間需要持續補充燃料。若你個人的經驗是沒吃食物就會遭遇撞牆期，那我們不會告訴你不要進食。但如果吃東西僅是預防措施的話，不妨試試看不吃會發生什麼事情。大多數人不需要補充燃料。即便是世界上訓練等級最高的運動員在比賽日也會少吃一點，他們僅會在中場休息時吃一片柳橙或喝一小口果汁（更多資訊請參考第 188 頁的〈結語：關於體重控制、間歇性斷食與零食的想法〉）。24 小時斷食的目的不是為了測試意志力，而是評估你是否具備代謝靈活性，以及你在心理上（我們知道你的生理足以應對，即便感覺不佳）能否承受一整天不吃東西（仍可飲用不含熱量飲料）。我們並不是一定要你加入間歇性斷食的行列（參見第 190 頁），但一段時間不進食確實有不少好處。比方說，你一直希望身體能夠動用儲存的脂肪，但如果你不停地吃零食（特別是高碳水化合物的點心），身體就沒理由這樣做。

度過兩餐間隔時間的能力也是一項利器，能在食物選擇有限時幫助到你。比方說，你在機場即將展開一趟五小時的航程，但登機門附近找不到營養的食物。你應該可以直接登機，不必勉強自己吃蝴蝶餅或油膩的雞肉三明治。

暫時脫離平常的飲食習慣，也有助於你誠實地評估自己到底是飢餓還是被習慣影響。下午三點準時去自動販賣機報到，是因為真的肚子餓，還是為了對抗午後無聊或倦怠？或許你是真的餓了，但請給自己一個機會找出原因，而不是依循習

慣的節奏進食。利用這 24 小時釐清一切。

事前準備

選擇一天進行測試，當天不能安排任何涉及食物的社交活動，或是身心要求極高的工作。

測試

禁食前一晚吃一頓正常的晚餐，然後將下一餐安排在隔天相同時間（若前一餐是週五晚上六點，下一餐就是週六晚上六點）。你可以喝自己早上會喝的咖啡（不要加任何牛奶或糖），且整天隨意飲用無熱量飲料（但避免含代糖的飲品）。記錄你這一整天的感覺。

解讀結果

此測試並無評分系統，但你在 24 小時斷食期間的反應，將提供了解自己代謝靈活性的部分線索。如果在缺乏食物的情況下，你極度渴望吃東西且能量水平大幅下降，這就是代謝不靈活的徵兆。如果你感到些微不舒服，可能有點昏沉，但心情並未劇烈起伏，那身體系統算是適應良好。

如果斷食進行的不順利，你可能需要重新評估自己的進食頻率與攝取的食物類型。確實，每個人的身體狀況都不同（即便你已做對所有事情，24 小時斷食仍可能頗為困難）。重

> 點是花一些時間觀察自己，看看哪些地方做得不錯，哪些地方做不好，以及哪些地方需要調整。

水果與蔬菜的好處

肯定有很多人建議你將碗盤堆滿水果與蔬菜。這種觀念已深入我們的文化，所有孩子在學校必定都聽過這件事。然而，如果不提醒你吃大量蔬果能帶來哪些好處，那我們就算是失職。因此讓我們簡單概述一下吧。

首先，蔬果含有各種維生素與礦物質，令人體所有系統維持正常運作。這些維生素與礦物質的功能眾多，包括協助生成 DNA 與荷爾蒙、讓我們將食物與氧氣轉化為能量、幫助維持骨骼健康與血液凝固，以及保持體液平衡等。咬一口桃子或吃一口菠菜時，同時也攝取了營養成分，從而避免身體因缺乏某種營養素而生病。大家肯定都還記得五年級課程學到的教訓，內容是關於一群探險家在缺乏蔬果的船上罹患了嚴重的壞血病。如果他們能夠取得富含維生素 C 的蔬果，這種事情根本就不會發生。但微量營養素的保護作用不僅僅是維持基本功能與防範缺乏營養素引起的疾病而已。

辛科斯基根據 2017 年刊登於《國際流行病學雜誌》（*International Journal of Epidemiology*）的一篇研究提出了「800 公克挑戰」概念。研究人員分析了 95 項研究後發現：每日攝取 800 公克蔬果能夠降低罹患心血管疾病、某些癌症的風險與全因死亡率。其中，蘋果、梨子、柑橘類水果、綠葉蔬菜、蔬菜沙拉與十字花科蔬菜

（如綠花椰菜與白花椰菜）特別能降低罹患心血管疾病的風險與死亡率；黃綠色蔬菜與十字花科蔬菜則能降低罹癌機率。長期以來的研究顯示，蔬果的防護效果不僅針對心臟病與癌症，也包括糖尿病與中風等疾病。此研究最大價值之一是給了我們一個確切目標：800 公克。營養界人士對於很多事情意見不一，但可以肯定的是，沒人會反對每日攝取 800 公克蔬果的想法。

此外，儘管我們認為蛋白質是最能提升肌力與爆發力的營養素，但水果與蔬菜在維持肌肉方面也扮演重要角色。舉例來說。2015 年一項日本研究發現，食用大豆產品與黃綠色蔬菜能減緩與年紀相關的肌力衰退。其他研究也顯示，攝取大量蔬果的老年人身體虛弱的風險較低。而蔬果強健身體的效果並不限於 70 歲以上的族群。

「美國全國婦女健康研究」（Study of Women's Health Across the Nation，簡稱 SWAN 研究）是由國家老齡研究所（National Institute on Aging）、國家護理研究所（National Institute of Nursing Research）與國家衛生院（National Institutes of Health）等機構共同資助的計畫。這個持續進行的研究始於 1994 年，集中調查美國各地中年婦女（涵蓋許多不同種族）的健康狀況。在其中一項特定調查裡，SWAN 研究人員試圖探究飲食對於她們身體「功能」（定義是行走、攀爬、抬舉與提攜的能力）的影響。調查對象為 2,160 名女性，年齡介於 42~52 歲。研究人員評估這些女性的飲食攝取狀況，然後在四年後檢視她們的健康狀況。結果顯示，她們攝取的蔬果與纖維量越少，短期來看身體功能就越差。事實上，與每日攝取 2.4 份蔬菜的人相比，攝取 1 份蔬菜的人活動受限的機率高出 50%，兩者關聯性極高。

這並不是說吃蔬果能令你立刻變得強壯，但蔬果是強健身體的計畫中（打造與維持行動自如的身體）不可或缺的一部分。說到行動自如，我們還沒討論到纖維的重要性。你可能已經注意到，在SWAN 研究裡預測身體功能好壞的因素之一就是纖維攝取量。纖維指的是蔬果（以及全穀物）裡無法被消化酶分解的部分，包括纖維素、木質素與果膠等。纖維能協助清除體內廢物、維持血糖穩定，以及降低危害心臟的膽固醇水平。纖維體積龐大也令你更容易飽足，連帶降低熱量攝取（纖維本身不含熱量）。

這是我們喜歡 800 公克挑戰的另一個原因。透過多攝取水果、蔬菜與纖維，你將感到更飽足，吃零食的機率自然變少（甚至完全不吃，我們很少覺得有必要），整體飲食品質也獲得提升。你會感覺自己吃了很多食物！你可以吃 450 克的櫻桃，熱量卻只有225 卡。你之後根本不會想叫外送。

所有人都需要蛋白質

最近有人在 Instagram 上發文指出，「一篇研究顯示：素食比非素食更能保護心血管系統」，我們對此抱持保留態度（take with a grain of salt，按：雙關語，字面上是「加一點鹽巴」，意思是半信半疑）。我們只能告訴你，底下留言一個比一個激動，最後甚至有人問道：「你是來引戰的吧？」

如果你想引火上身，只需要進入營養領域即可，沒有什麼話題比蛋白質更能引起爭議，包括合適的攝取量、蛋白質類型與攝取時機等。如同先前提到的素食與非素食爭執，我們沒有什麼特定立場。吃肉與否是個人選擇，很多人並不是基於健康因素來決定吃

或不吃肉。我們尊重這一點。但我們想提醒的是，僅依賴素食要達到蛋白質需求較為困難（雖然仍可做到），而我們深信滿足蛋白質需求是非常重要的。你無需追求完美，少一克都不行，但持續攝取是值得努力的目標。

我們自己會將瘦肉納入蛋白質來源，原因有幾個。雖然你一定可以找到反對將肉類加入飲食的研究，但也有一些令人信服的報告顯示相反情況，特別是隨著年齡增長，你對於蛋白質的需求也會升高。義大利的研究人員以二十年時間追蹤一千多名成年人（平均年齡 75 歲），結果發現攝取動物性蛋白質和較長的壽命有關。事實上，這項 2022 年發表的研究指出，攝取動物性蛋白質與所有死因（包括心血管疾病）呈現負相關。

暫時撇開蛋白質來源不談，有一件事大家都同意：蛋白質是至關重要的巨量營養素。蛋白質的威力來自於組成它的胺基酸鏈。胺基酸是二十種不同類型的分子，這些分子以各式組合相連，形成不同類型的蛋白質。我們的身體能夠自行製造一些胺基酸，但有些胺基酸必須透過食物取得，也就是「必需胺基酸」。當我們吃蛋白質食物時，身體會將它們分解並釋放出這些必需胺基酸，與體內製造的胺基酸一起發揮作用，維持我們的生命及活力。胺基酸重要的工作包括：

· 造酶，酶促使體內產生化學反應
· 有助於生成抗體
· 是維持身體運作的荷爾蒙的必要材料
· 促進 DNA 表現
· 建造細胞與組織的結構（包括肌肉）
· 幫助肌肉收縮與放鬆

上面的列表一目了然：蛋白質攝取不足可能以各種方式對身體產生不良影響。但本書關注的重點是活動度，因此讓我們詳細談談蛋白質在身體動作中扮演的角色。我們的社會對於身體組成的看法非常單一，也就是把重點都放在減脂。如果更多人專注於增肌而非減脂，會為我們的健康帶來更多助益。這不僅是因為肌肉能比脂肪消耗更多熱量（擁有越多肌肉，燃燒的熱量就越多），或是「為減肥而節食不僅會減掉脂肪也會流失肌肉」的事實，更重要的是肌肉對於身體的保護作用很大，而肌肉流失（醫學上稱為「肌少症」）能導致身體衰弱。當我們三十多歲時，身體建造肌肉的能力開始變弱，這表現在肌肉量變少、體能下滑及肌肉品質降低。隨著年齡增長、肌肉加速流失，我們的活動能力可能下降、受傷風險升高。大量流失肌肉的人，最終可能得依賴他人過活。

預防肌肉流失的最佳方法，是使用重量進行阻力訓練或負重行走，積極地增加自己的肌肉量。跑步、游泳、騎自行車、走路、瑜伽等其他類型的運動都能幫助你增加與維持部分肌肉，但效果遠不如阻力訓練（這就是為何各領域頂尖運動員的訓練菜單裡都有重訓的原因）。無論你是否願意做重訓，至少都可以透過攝取足夠的膳食蛋白質來嘗試維持原有肌肉。透過飲食維持肌肉是最基本的，所有人都可以也應該這麼做，運動則可以額外增加肌肉。你不必聽從命運安排、任由肌肉流失。你可以拿回控制權！雖然我們大篇幅討論肌肉，也要考慮韌帶、肌腱、結締組織與軟骨這些攸關活動能力的身體部位，同樣是由蛋白質建造而成。我們的意思是，蛋白質合成速度減緩可能會以各種形式表現。舉例來說，如果不希望雙腳疼痛，首先得確保結締組織的建材足夠（攸關足部健康）。皮膚以及維持其飽滿的膠原蛋白也得仰賴蛋白質，所以愛美的你請努力滿足自己的蛋白質需求（只為了這個

原因也可以）。透過有意識的飲食，你將獲得持久耐用的身體，同時外貌也能維持在最佳狀態。

當你思考你想要蛋白質在飲食中發揮什麼作用時，還有另一點需要考慮，那就是飽足感。三大巨量營養素（碳水化合物、脂肪與蛋白質）中，蛋白質能以最少熱量帶來最大的飽足感。這背後有大量科學研究的支持。蛋白質能刺激某些荷爾蒙分泌，告知你停止進食，同時抑制那些「促使你去冰箱尋找食物」的荷爾蒙。換言之，蛋白質令你更快產生飽足感且更不容易餓。我們也要告訴素食與純素主義者一個好消息。部分研究顯示，非肉類蛋白質來源帶來的飽足感與肉類蛋白質相似。

發燒話題：蛋白質最佳攝取量是多少？

我們希望透過本書幫助你實現各種目標（更輕鬆活動、更少肌肉骨骼疼痛與提升整體健康），因此在飲食方面也有建議，也就是每公斤體重攝取 1.6-2.2 公克蛋白質（再提醒你一次）。你或許聽過較低的數據：像美國農業部這類大型健康組織通常採取謹慎態度，建議的蛋白質攝取量較低（再複習一次，每公斤體重 0.9 公克蛋白質）。你也可能聽過更高的數據：部分運動員將蛋白質攝取量提高到我們所列數據的兩倍。我們的建議正好介於兩者中間。我們親身查閱研究報告、請教營養專家意見，並將客戶實際心得納入考量後，認為這是最安全、有效的適當範圍。蛋白質攝取過量（「過量」的定義往往不夠明確）會對腎臟帶來負擔，但我們建議的區間處於安全範圍內。

那為什麼我們採用區間範圍，而非一體適用的數字呢？這是因

為，雖然大家對於每日應攝取多少蛋白質看法不同，但廣泛的共識是：某些族群需要攝取更多蛋白質。老年人便是其一，他們需要更多蛋白質協助維持肌肉量。如果超過 60 歲，最好將蛋白質攝取量設定在建議範圍的頂端（每公斤體重 2.2 公克蛋白質）。

此建議背後的原則非常重要，所有人都應該了解。因此，即便你現在還很年輕，也不要跳過這一段（未來可能用得到這些資訊，甚至現在就能派上用場）。如同先前所提，人體在 30 歲後肌肉開始流失，到了 65 歲會更嚴重，但要是平常不太活動，可能 50 歲時肌肉就會大量流失，甚至可能更早就會察覺不對勁。曾有一位 40 多歲的女性向我們求助，她遇到一個不算太罕見的問題：「我以前一下子就可以練得很結實、強壯，但現在不一樣，我最近重新運動，效果卻不好。」

中年後想維持肌肉量、肌力與爆發力本來就不容易，要是缺乏正確建材，這場戰鬥肯定會更辛苦。隨著年齡增長，身體對於刺激肌肉合成的荷爾蒙的敏感度會降低。這意味著：我們必須投入更多材料，才有可能產生相同的成品。這位女士在健身房辛苦鍛鍊卻成效不彰，為此感到沮喪，而我們給她的建議是增加蛋白質攝取量（經檢視後證實，她的攝取量低於我們的建議範圍）。過了幾週，情況出現 180 度大轉變。她順利取得自己想要的成果，而且不需要練得更頻繁或更辛苦。

另一個需要增加蛋白質攝取的時機是手術前後。身體需要使用蛋白質來產生膠原蛋白（攸關疤痕形成），蛋白質的基本單位胺基酸也有助於修復開刀後的組織，並透過抗體合成以防止術後感染。醫生經常建議患者在手術前後應增加蛋白質攝取量，以幫助傷口癒合。如果你未來需要動手術的話，也應該按照我們建議的

區間中偏高端的量來攝取蛋白質（手術日前幾週便要開始）。

最後一個需要考慮提高蛋白質攝取的族群是運動員與運動愛好人士。如果你的運動量適中（比如每週健行、騎 30 分鐘登山車或上瑜伽課數次），那中間範圍的攝取量（每公斤體重 1.8~2 公克蛋白質）應該能滿足你的需求。但如果你是鐵人三項運動員或每日鍛鍊超過一小時，那可以考慮範圍頂端。我們的身體會不斷分解老舊肌肉細胞並用新的蛋白質重建它們。高強度運動（造成肌肉組織損傷）會以正面方式加速肌肉分解與重建的過程，因為肌肉分解促使我們身體產生適應，變得更強壯且更能應對運動壓力。但更多修復也意味著需要更多胺基酸，因此必須增加膳食蛋白質攝取。

運動者也必須留意「合成代謝窗口」。部分研究指出，運動結束後的 30 分鐘內攝取蛋白質，有助於加速肌肉修復。我們建議你在運動後立即攝取 20~30 公克的蛋白質，最好是高蛋白飲料，或是將蛋白質來源搭配至少 240 毫升的水一起服用。因為當肌肉含有充足水分時，蛋白質合成速度最快且最有效。

蛋白粉──支持或反對？

我們在生活中遵循的原則之一是「優先吃真的食物」。沒有任何補充品能取代富含各種營養素、美味可口的實際食物。但當時間緊迫、家裡沒足夠食材或無法取得實際食物時，我們十分支持使用蛋白粉。特別是現在市面上有許多高品質產品，成分包括膠原蛋白與草飼乳清蛋白等。

對於忙碌人士來說，補充蛋白粉是方便的策略。當冰箱找不到任何蛋，或是正值青春期的女兒趕著上課、來不及吃早餐時，添加蛋白粉的奶昔（或現成的高蛋白奶昔）就是我們的救星。其他時候我們全家的蛋白質飲食來自瘦肉與部分素食，但蛋白粉令我們此時無須擔心是否滿足胺基酸需求，也比較不會在甜食誘惑下去甜甜圈店填飽肚子。

蛋白粉的成分五花八門，包括乳清蛋白（牛奶衍生物）、酪蛋白（另一種牛奶衍生物）、蛋類蛋白質與素食蛋白質。多樣的選擇令蛋白粉成為所有人的補充選項，包括素食者、純素者或對部分產品過敏的人。這一點非常重要，因為如果不吃任何動物製品或是僅能吃一些，想達到我們建議的每公斤體重 1.5~2.2 公克蛋白質將非常困難。對於植物性蛋白粉與乳清蛋白粉的營養價值是否相同，存在大量爭議與討論。確實，多數植物性蛋白粉無法提供全部必需胺基酸（有 9 種必需胺基酸須從食物中獲得，身體本身可製造其他 11 種胺基酸，而一個完整蛋白質是由許多胺基酸連結形成）。但事實上，你不需要在一餐中取得所有必需胺基酸，稍後攝取其他富含蛋白質的食物補足即可。

此外，研究顯示，部分植物性蛋白的補充效果絕佳，而這是乳糖不耐症或乳製品過敏者的重要蛋白質攝取來源。大豆蛋白粉（搭配肌力訓練）在提升肌肉量方面能否媲美乳清蛋白粉，研究結果並不一致。但有兩項研究發現，豌豆蛋白粉在提升肌肉的力量與厚度方面與乳清蛋白粉同樣有效。

相關研究仍處於初步階段，如果你正使用植物性蛋白粉，不妨謹慎一點，可以考慮提高用量或搭配不同種類的蛋白粉。荷蘭馬斯垂克大學研究人員針對乳清蛋白、酪蛋白、大豆與豌豆蛋白粉進行比較，結果發現必需胺基酸含量分別為 43%、34%、27% 與 30%。但它們含有的必需胺基酸種類各不相同，所以如果你願意多努力一點（並喜歡閱讀產品標示），混搭不同蛋白粉可能會帶來更好效果。但老實說，真的不必太擔心，因為無論如何你都會受益。我們曾與一支加拿大曲棍球隊合作，其中許多球員患有乳糖不耐症，因此我們建議使用植物性蛋白粉。成果不錯，而且比起攝取乳清蛋白粉導致不舒服要好太多了。

如何使用蛋白粉呢？最簡單的方法是做成冰沙或奶昔。但也可以將蛋白粉加入熱麥片與湯裡攪拌，製作鬆餅或瑪芬蛋糕麵糊時加入一勺，或是撒在優格或冰麥片上。可以盡情發揮想像力，多方嘗試找出自己喜歡的味道（有時甚至根本沒有味道）。你也可以買現成的高蛋白奶昔，這是我們給一名忙碌客戶的建議。身為高階主管，他經常到各地出差，沒太多時間用餐，結果體重與肌肉量都下降。蛋白粉雖然不是世界上最棒的食物，但比起挨餓或吃方便的垃圾食物好多了，至少能滿足短期需求。

身體練習：800 公克挑戰與提高蛋白質攝取

再次強調，這些練習的重點是擴展飲食選擇，而非限制。如果你習慣被鼓勵「少吃一點」，因而對此想法感到害怕，特別是過去曾有體重困擾的話，大可放心，因為加入的是有助於抵抗飢餓的食物。對許多人來說，這最終將導致體重下滑。具體細節如下。

800 公克挑戰

800 公克的蔬果長什麼樣子呢？看起來會是一大堆食物（但熱量不高）。最好的情況是看起來像一幅美麗的馬賽克鑲嵌畫（不同顏色的植物含有不同營養素，所以混合攝取將取得最大效益）。想達到 800 公克目標，最簡單的方法是每一頓餐點與點心都要包含蔬果。別忘了，豆類、番茄醬、醃黃瓜與泡菜等食物都算（請複習第 161 頁表格）。或許你已猜到，沙拉與蔬菜湯（特別是含有各種蔬菜的）是在一餐裡吃到大量蔬菜的絕佳方法。我們家的晚餐還遵循「三種蔬菜規則」：無論晚上準備什麼食物，都必須包含三種蔬菜。這確實幫助我們持續達標。

埃弗汀（Stan Efferding）的建議也幫了我們不少忙。他被譽為「全世界最強的健美運動員」，也是運動營養專家，幫助許多運動員維持健康的飲食習慣。但即使不是運動員，也能受益於埃弗汀堅持的兩項原則。

第一個原則是預先規劃。記得隨身攜帶營養食物。這可能意味著將一個或多個便當盒放進包包裡，以避免自己在公園看小孩踢足球時順便光顧點心吧。如果在五小時路程裡，你只知道有一家以油膩墨西哥夾餅聞名的速食店，那最好先準備好便當。如果你早

上第一件事是上健身房，然後直接去上班，那可以預先打包好早餐，如此一來，經過餐車時就不需要買餐點了。你可以一次準備好幾餐的食物（既然都要煮了，為何不一次煮三餐？），然後將一部分裝進便當盒，以供之後食用，這是確保不會被迫選擇垃圾食物的最好方法。

1 杯藍莓（148 公克）
2 根胡蘿蔔，切成條狀（144 公克）
1 杯鷹嘴豆（160 公克）
1.5 杯花椰菜（124 公克）
2 杯蘿蔓萵苣（94 公克）
1.5 杯哈密瓜（160 公克）

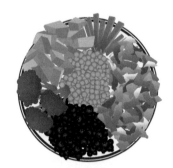

1 顆中等大小的蘋果（182 公克）
1 杯芒果塊（165 公克）
1 杯切片紅椒（92 公克）
3 杯生菠菜（90 公克）
1 杯切片小黃瓜（119 公克）
1 顆番薯（130 公克）
半杯切片蘑菇（35 公克）

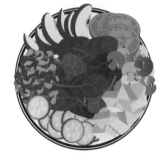

2 顆小柑橘（76 公克）
1 杯白花椰菜飯（200 公克）
1 杯櫻桃小番茄（149 公克）
1 杯櫛瓜螺旋麵（85 公克）
1 杯煮熟的羽衣甘藍（130 公克）
1 杯黑豆（172 公克）

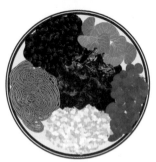

800 公克蔬果範例

埃弗汀主張的第二個原則是：攝取容易消化的食物。我們也認為這一點很重要。如果食物會導致你消化不良與胃脹氣，那就排除在清單之外，這不僅是因為造成身體不適（此理由已很充分），更重要的是萬一不舒服到必須吃胃藥的程度，可能會影響蛋白質的分解與某些營養素（如鈣、鎂與鐵）的吸收率。在蔬菜方面，埃弗汀表示最容易消化的是菠菜、西葫蘆、胡蘿蔔、黃瓜、馬鈴薯（鉀含量高於香蕉）與甜椒。

但如果你沒有消化問題，那就有很多水果與蔬菜可以選。在這方面，請參考左邊的範例，了解 800 公克的蔬果是什麼概念。

提高蛋白質攝取

我們花了很多篇幅談論「為何」要攝取蛋白質，現在讓我們將焦點轉換至該吃些「什麼」。我們並沒有特別推薦的蛋白質來源，但選擇蛋白質含量高的食物會更容易達標，而這意味著應該優先攝取動物性蛋白質。動物性蛋白質不僅每份蛋白質含量最多，胺基酸種類也最「齊全」（涵蓋身體合成肌肉與維持功能所需的全部九種必需胺基酸）。如果不吃動物性蛋白質，仍然有很多選擇（請參考後面表格列出的富含蛋白質食物選項）。只是要留意，單一一種素食與純素食的食物，提供的胺基酸並不完整。但鑑於不同食物含有不同的胺基酸，你在一天中不同時間吃下的食物加起來應該能攝取到所有必需胺基酸。因此請追求飲食多樣性：飲食越多元，提供的營養種類就越多。

請記住，增加蛋白質攝取有益健康，所以請不要選擇含太多脂肪或加工成分的蛋白質，使得好處抵消了（以雙層牛肉吉事堡加培根為例，裡頭的蛋白質有助於維持肌肉，但對心臟不好！）。此

外，健康但高卡路里的蛋白質來源也不要攝取過量，這會導致蛋白質原本熱量相對較低的優點大打折扣。舉例來說，堅果與種子營養豐富但脂肪含量高（包括生的堅果與種子在內），因此我們歸類為脂肪。我們並不是說你不應該吃（尤其是不吃動物性蛋白質的話，堅果與種子是絕佳的素食蛋白質來源），而是要節制。你知道一茶匙花生醬含有多少卡路里嗎？答案是大約 31 大卡。聽起來不多，但沒有人會只吃一茶匙，比較可能的是一次四大匙，那就是 376 大卡了。我們並不害怕脂肪（脂肪有助於身體吸收營養，所以雞胸肉不必去皮，紅肉也可以吃），重點是適量。也別忘了，蛋白質的飽足效果絕佳，請善用這一點來控制熱量。我們的大女兒剛出生時，我們受邀參加茱麗葉母親在高樓層公寓舉辦的節日派對。在搭電梯時，茱麗葉轉頭看著凱利並對他的樣子感到吃驚。「你嘴巴裡塞了什麼東西？」答案是豬肉。凱利一手抱著嬰兒趕著出門赴約時，塞了一些食物，因為想避免在派對上吃東西。等著他的想必是可怕的起司拼盤（非常美味，但膽固醇與熱量破表）。凱利清楚地知道，先吃一些滿足食慾的蛋白質，可以讓他更堅定地對抗起司誘惑。我們自那時起一直使用這個策略（差別是凱利現在離家前會先咀嚼完畢）。

在飲食中增加蛋白質攝取時，請分散在一天內的不同時間。部分研究指出，分散攝取蛋白質有助於身體建造更多肌肉。儘管研究尚無定論，但從實務面來看，這樣比較可行。你每一餐都努力吃到蛋白質，就更可能達到目標。

在繼續之前，你需要知道以下資訊。

每日蛋白質建議攝取量	
如果大部分時間坐著	每公斤體重 1.6 公克蛋白質
如果適度運動	每公斤體重 1.8~2 公克蛋白質
如果超過 65 歲；年輕但發現肌肉流失；運動員或從事劇烈運動	每公斤體重 2.2 公克蛋白質

蛋白質首選來源	每份 85 公克食物裡含有的蛋白質公克數（除非另外注明）
雞胸肉	26
肋眼牛排	25
豬里肌	23
鮪魚罐頭	23
蝦子	19
大比目魚	19
天貝	17
羊肉	15
豆腐	15
蛋（2 大顆）	13

其他蛋白質來源	蛋白質公克數
小扁豆（1 杯）	18
黑豆（1 杯）	15
鷹嘴豆（1 杯）	15
茅屋起司，2% 低脂（半杯）	12
希臘優格，低脂（半杯）	11
毛豆（3/8 杯）	10

其他蛋白質來源	蛋白質公克數
藜麥（1 杯）	8
全麥義大利麵（1 杯）	7
燕麥片（1 杯）	6
青豆（½ 杯）	4
蘆筍（1 杯）	4
芭樂（1 杯）	4
烤馬鈴薯（1 顆）	3

結語：關於體重控制、間歇性斷食與零食的想法

我們在設計這個生命徵象時有一些目標，其中最重要的一項是將重點放在你可以吃什麼，而非不能吃什麼。大家現在對於食物的執念過深，不敢吃某些類型的食物，甚至擔憂蔬果與肉類是否足夠健康。在很多情況下，這可以說是「把認真用錯地方」（misplaced precision）。飲食不必那麼辛苦。因此，我們想追求的是加法而非減法飲食。

這並不是說，我們對於社會中普遍存在、嚴重且棘手的肥胖問題視而不見，或是我們沒有協助客戶減重過。相反地，我們發現從本章練習裡的營養食物入手，可以解決諸多導致肥胖的暴飲暴食問題。這些食物令人感到飽足，大部分熱量不高或適中。我們也並未嚴格規定須選擇特定食物或料理方式（僅禁止油炸），因此你可以選擇最令你滿足的食物。如果你喜歡鳳梨，就吃吧。如果你覺得地瓜比你平常吃的烤馬鈴薯更美味，也可以換換口味。你也可以嘗試用橄欖油炒菠菜。你可以吃任何你愛吃的東西。我們

的建議充滿彈性，而且不會讓你的肚子留下太多空間給甜點、洋芋片等危險食物。如果零食是你的弱點，甚至可能覺得不吃也不會怎麼樣。

在我們看來，大家都過度重視零食。其他文化並不認為有其必要，但零食的需求卻深植於美國社會。每個人的口袋裡似乎都有一條能量棒，甚至有人認為必須吃零食來提升新陳代謝。事實上，減重的關鍵僅是熱量赤字（攝取的熱量要少於消耗的熱量），即便吃零食能稍微加快卡路里燃燒，但這是否足以抵消這些食物帶來的熱量呢？只有兩餐相隔非常久，或是運動後需要吃一點蛋白質點心時，這個問題才不是問題。

作為兩個好動女兒的父母，我們看到許多孩子運動時吃太多零食。事實上，我們因為強烈反對兒童過度補充能量，還失去了一些家長朋友。孩子在足球或水球比賽中場休息時並不需要吃東西，他們根本不需要「零食父母」帶來練習場的各種高熱量食物，包括多力多滋墨西哥玉米片與甜甜圈等。我們在這方面曾請教紐西蘭國家橄欖球隊「黑衫軍」肌力與體能教練吉爾（Nic Gill）的看法。我們的疑問是：從事需大量奔跑的比賽，孩子在中場休息時需補充些什麼？他的回答簡單扼要，「喝一小口水」。我們繼續提問：

「他們比賽後需要吃一餐？」我們問道。
「他們幾點比賽呢？」
「如果是早上9點呢？」
「他們中午會吃午餐嗎？」
「應該會。」
「不必，他們比賽後不需要吃東西。」

他的看法是，如果小孩三餐吃得營養，那他們在中場休息或比賽結束後便不需要進食。比起年紀稍大的小孩，幼童（胃還很小）可能需要更頻繁進食。我們也深知帶小孩的辛苦，手邊沒有準備一些麥片吸引幼兒，父母根本沒辦法做其他事情。但我們認為，現在連幼兒都面臨「零食攝取過量」的問題。這不僅關乎滿足孩童即時需求，還涉及培養良好健康習慣，以及讓他們學會餓的時候才進食，而不僅僅因為手邊有食物就吃。成人也可以從中學到一些東西。其中一項是：孩子不斷被餵食，長大後就會認為自己需要不斷進食。而成人（特別是有在運動的人）根本不需要頻繁進食，即便是運動過程中也不必補充能量。跑馬拉松例外，但我們看到的情況與馬拉松非常不同：「在上飛輪課前，我得吃點東西。」不是這樣的，你不需要。「我需要喝運動飲料才能撐過一場網球比賽。」不是這樣的，你根本不需要（連美國老牌運動飲料開特力也注意到這方面的商機並推出「零糖分」飲料）。

我們希望你能重新評估自己長期以來抱持的觀念，也就是「我常常需要進食」。你真的不需要像你想的那樣頻繁進食，在喝的方面也一樣。我們維持體重穩定的策略之一是「不喝進熱量」（充當正餐的蔬果奶昔除外）。我們並非滴酒不沾，偶爾也會喝酒慶祝。但我們認為，酒精卡路里很高但營養價值低，相同熱量透過800公克蔬果或每日蛋白質需求取得會更好。

如前所述，我們奉行維持適度體重的基本健康飲食方法，但如果你需要更積極減重呢？市面上任何一種減肥飲食法（以營養食物為基礎且能讓你持續進行）都能發揮功效。只要符合個人喜好，並讓你感到精力充沛與取得充分營養，我們都認為不妨一試。最近有很多人問我們關於間歇性斷食的想法，這是一種每天禁食一

定時間或每週幾天僅吃一餐的飲食策略。間歇性斷食背後的理論是，長時間不吃東西會促使身體燃燒脂肪並降低血壓與膽固醇。此外，在禁食與進食之間來回循環的飲食模式，據說能防止一般節食法常出現的適應狀況，亦即身體感覺到食物攝取不足時，會放慢新陳代謝速度以維持體重。

如果此方法對你有效，那很不錯。但仍有一些事情需要思考一下。2022 年，研究人員在《新英格蘭醫學期刊》（*The New England Journal of Medicine*）的報告裡指出，間歇性斷食的減重效果沒有比較好（其中一位研究者十分支持間歇性斷食，對於此結果感到非常沮喪）。部分研究也指出，與其他減重法相比，間歇性斷食可能導致更多肌肉流失。雖然各類型減重法多少都會導致肌肉變少，但加州大學舊金山分校研究人員主導的一項研究發現，遵循「168 間歇性斷食法」（僅進食 8 小時，其他 16 小時禁食）的人出現肌肉大量流失：他們減掉的體重有 65% 是肌肉組織，足足是一般減重法的兩倍以上。研究人員推測，這可能是因為受試者攝取的蛋白質不足。

這使得我們對於間歇性斷食法有些顧忌，畢竟我們極力主張「應盡可能維持肌肉量」，而此法可能導向不良後果。如果你正在嘗試，請問問自己：它能否讓你獲得所需要的全部微量與巨量營養素。也要思考你為何要這麼做。禁食可以是強大工具，令你留意自己的飲食，或是給腸胃系統暫時休息一下的機會。但如果你挨餓是為了旅遊拍照或穿西裝好看，那從長遠來看，毫無好處。

特別章節：如何因應受傷

與死亡及繳稅一樣，疼痛是人生的一部分。但戰勝痛苦也是人生的一部分——人體是一部驚人的復原機器。雖然肌肉骨骼疼痛相當普遍且令人不舒服，但如果真的遇到，也不必驚慌。在大多數情況下，疼痛會自行緩解。如果沒有，你通常也能夠改變、調整、減輕或消除疼痛。只要遵循本書列出的十項身體練習，便能有效緩解目前可能存在的疼痛與不適，同時防患於未然。更常活動、睡眠良好、飲食均衡、減少壓力，這些也有助於提升大腦對於疼痛不適的忍耐度與抵抗力。但當你需要急救處置時，以下是一些需要考慮的事項。

疼痛是一種訊號，表示身體要求你做出改變。大腦收到身體遭受影響的部位送出的資訊，然後解讀訊息，看身體是否受到威脅，最終發出指示，要求你採取不同行動。至於如何調整，視情況而定。疼痛不必然代表受傷或組織受損。事實上，大多數情況並非如此。我們將「受傷」定義為一種明顯損傷的狀態（例如骨頭刺穿皮膚或腳踝腫得像樹幹），或是疼痛感久久不退，影響日常生活。如果你無法照顧家人，難以完成工作或出現「紅色警報」（如夜間盜汗、發燒、頭暈、噁心，或是體重莫名增加或減輕），就必須尋求醫療協助。明顯受傷、病理引發或影響生活的劇烈疼痛都應該立刻就醫。

但大家如今經歷的肌肉骨骼疼痛（膝蓋痠痛、下背痛與肩膀抽痛），大部分並不是因為受傷，而是現代生活型態的後遺症。可是大家很少將睡眠品質欠佳、整天久坐、動作範圍受限、組織阻塞與膝蓋（或其他部位）疼痛聯想在一起。我們的生活形態是這

樣的：開車去任何地方、坐在電腦前一整天、付錢請人遛狗，甚至什麼東西都可以直送到府，不再需要在超市走道間逛。各處的肌肉與關節因缺乏使用而影響活動能力，但此因素在討論疼痛時很少被注意。

凱利對群眾演講時，經常會要求：「有疼痛毛病的人，麻煩舉手。」高達 95% 的人（即便 15 歲的年輕人也一樣）舉起手來，怪不得醫療診所總是大排長龍。梅約診所 2013 年公布的一項研究顯示，成年人看家庭醫生的前幾項原因包括關節炎、關節功能障礙與背部問題引起的疼痛。在就診次數方面，唯一勝過這些毛病的是皮膚困擾。

這麼多沒有受到明顯損傷的人向醫生與醫療照護人員求助，這並不令我們感到驚訝。沒有人告訴他們其實有其他解決辦法。如果你參加飛輪課程後膝蓋持續疼痛，教練可能會建議你去看醫生或物理治療師。你還有別的選擇嗎？大家都很清楚（卻沒有明說），問題的關鍵在於沒有及早尋求幫助，大家持續忍耐身體不適，直到狀況嚴重到必須看醫生。或是治標不治本，不斷使用止痛藥、波本威士忌、四氫大麻酚等方法來掩蓋疼痛，好讓自己可以維持原本的生活方式。我們可以提出另一種解決方法嗎？

我們無意冒犯家庭醫生（凱利的父親與爺爺就是醫生），但在處理明顯損傷以外的狀況上，他們通常訓練不足。事實上，我們合作的醫生經常抱怨，他們沒有足夠的時間與患者討論本書提到的內容。情況就像是，醫療系統是專門設計來處理疾病與災難，無暇顧及生活型態、組織健康、動作品質與動作範圍等問題。因此，當醫生找不到具體病因時，就會開立一些處方幫助你緩解疼痛，像是非類固醇抗發炎藥、鴉片類止痛劑等藥物。如果你有在運動，

他們通常也會給予一些建議，像是停止跑步、游泳、騎自行車、舉重等（視你從事什麼運動而定），因為這些運動害你痛到必須就診（也有幾分道理）。對於透過運動獲得樂趣或減輕壓力的人來說，這個建議可能令他們生不如死。醫生能夠治療很多疾病，但在處理腳踝與下背疼痛方面，能運用的工具有限。而你自己其實就擁有非常齊全的工具箱，可以處理身體疼痛與不適。事實上，大多數時候你都可以對身體進行基礎保養。只需要做一些簡單的事，就可以讓自己好過一點。讓我們來談談該如何做。

急救箱

你應該要知道身體沒有你想的那麼脆弱。身體的設計非常堅固耐用，足以維持一世紀。這並不代表要接受身體的疼痛。事實上，當你按壓組織時不應該感到疼痛，壓力應該令你感覺舒服（就像按摩一樣），或是純粹感受到承受壓力。那為何有時按壓會疼痛呢？原因五花八門，可能是組織變得過於敏感、過度勞累或是缺水，也可能是睡眠不足或吃太多披薩。我們無法確定具體原因，也可能是多項因素造成的結果。請根據身體提供的線索，試著找出原因。

上下游思維

我們非常喜歡引用羅夫（Ida Rolf）的一句名言，她是羅夫結構整合療法（Rolfing）的創辦人。充滿智慧的她曾說過：「你覺得是什麼，就不是什麼。」另一句沒那麼生動但同樣犀利的名言是：「老鼠不一定是從牠們咬破的地方跑進來」。

我們想要表達的事實是：當身體某個部位感到疼痛，通常不是該

部位本身的問題，而是下方（下游）或上方（上游）出了差錯。比方說，膝蓋疼痛可能是股四頭肌、腿後肌群或小腿肌肉與結締組織僵緊的徵兆。背部疼痛也可能源於股四頭肌或腿後肌群僵緊，甚至是臀肌出現問題。你的身體不僅是所有部位的加總，也是一個相互連結、彼此影響的系統。我們無法透過本書給予診斷，但可以幫助你調整心態。與其停留在疼痛的表象，不如深入探索背後成因。往上下游找找，凡事不要設限。

你在此處可以自由發揮一下。其中一個方法是對於上游或下游部位施加一些治療性的壓力，看看會發生什麼事情。試著在問題區塊附近進行一系列收縮與放鬆循環（最好搭配治療球或滾筒）。以下用兩個例子示範如何在特定區域施加舒緩壓力，以協助緩解你的轉移痛。轉移痛指的是身體某部位的疼痛是由其他部位的疼痛或損傷所引發。要提醒你一點：使用滾筒時不要只是上下滾動。左右滾動可以涵蓋更多「鄰近區域」（附近組織）。你可以想像成逆著肉紋切牛排。

緩解久坐後的疼痛

還記得我們之前說過久坐會將臀肌壓得像三明治一樣嗎（詳見第42頁）？不僅如此，壓在上面的重量還會妨礙相關組織系統的血液流動與水分補充。你可能因此感覺背部疼痛與僵緊。教你一個方法讓這些液體恢復正常流動。你需要一個泡棉滾筒。

坐在一把沒有扶手的椅子或長椅上，將滾筒的一端放在一邊屁股下方，坐骨穩穩坐在上面。小心移動以免失去平衡，將臀肌與腿後肌群在滾筒上左右滾動。請記住：滾動時不僅是在處理肌肉系統，也是在對臀肌與下背的筋膜輸入刺激。持續滾動，直到你進

入「中立」狀態，也就是一切恢復正常。一邊做完再換另一邊。盡量每條腿滾動三～五分鐘。這個範例，是以坐姿來鬆動與坐姿有關的下背下游組織。

自我舒緩疼痛組織

如果按壓組織時身體某個區域感到疼痛，收縮與放鬆技巧可以幫助你降低該區域敏感度。收縮用球或滾筒壓住的組織，可以理解為向大腦輸入非威脅性訊號。這需要繃緊受影響區域（或上下游肌肉）的肌肉幾秒鐘，然後放鬆幾秒鐘，同時配合呼吸。你可以將此法用於身體任何部位，以下是使用球或滾筒按壓疼痛膝蓋的方法。

趴在地板上，將球或滾筒放在一隻腿的股四頭肌（大腿上方）下方。吸氣並收縮股四頭肌四秒，然後吐氣並放鬆肌肉八秒。重複此循環，直到疼痛部位出現不同感受。在診所，我們喜歡說：鬆動到感覺不同或無法再改善為止。

冰敷與否？已無疑問

2012 年，我們在 YouTube 發布了一支名為「肌肉冰敷須知」的影片。結論是不要冰敷痠痛或受傷的肌肉，永遠不要這麼做。我們立即遭遇猛烈批評，甚至有人開玩笑地說：「除非我死掉，否則別想搶走我手上的冰！」大家不想放棄冰敷，我們也能理解。冰敷能麻痺疼痛，我們從小就被教導這麼做。這是媽媽會對我們做的事，也是小孩撞到頭時我們的第一反應，已經是一般常識了。然而，雖然冰敷確實能有效緩解疼痛（即便僅是暫時），但也會帶來一些不好的後果。

我們必須說明，這裡指的冰敷並不是我們在第 211 頁提到的冰浴。冰敷身體特定疼痛部位完全是另一回事。當肌肉遭受創傷時，你的首要任務是讓傷處盡快癒合，而對此身體其實有一套非常有效的機制。身體首先會清除「事故」現場與周遭的受損組織與細胞（也就是生理學家所說的「廢物」）。第二件事則是促使新的肌纖維與結締組織再生。我們的身體會發出化學訊號，派遣修復與清理小組趕到創傷部位完成這兩項任務，但冰敷會妨礙訊號傳送，導致這支小組停止行動。廢物未能及時清除並開始囤積，使得整個區域阻塞起來。甚至有證據顯示，當冰敷到組織感到麻木時，你的淋巴系統孔隙會增加，意思是所有被隔絕在外的廢物重新回流至受傷部位。因此，雖然冰敷能夠迅速緩解疼痛，卻導致癒合變慢或受限。另一件必須考慮的事情是，受傷後的發炎並不是壞事。發炎反應能促使傷口癒合，是自然生理機制。這也是治療肌肉骨骼損傷時使用抗發炎藥物受到質疑的原因。雖然這些藥物能夠阻斷疼痛感，卻也減弱癒合反應。這方面的研究仍在繼續進行，大家在使用布洛芬這類抗發炎藥物上尚未取得共識。

自 2012 年我們背棄主流觀點，首次提出「停止冰敷」的看法以來，放棄冰敷逐漸被視為最佳處置方式。甚至連運動醫學醫師米爾金（Gabe Mirkin）也不再為冰敷背書，他在 1978 年出版的著作裡首次提出以「RICE」（休息 rest、冰敷 ice、加壓 compression、抬高 elevation）方法來治療運動傷害。不少研究都支持改變這樣的觀點。2021 年的一項動物研究裡，日本神戶大學與其他機構的研究人員發現，當老鼠（肌肉組織與人類相似）運動過度的肌肉接受冰敷時，癒合所需時間比不冰敷的老鼠來得長。研究人員透過顯微鏡可以觀察到，老鼠被冰敷後，受損細胞需多花**四天**時間才能癒合。部分研究還顯示冰敷可能影響肌力、耐力與速度，所以運動員最好避免使用冰袋。

如果冰敷不好，那能否熱敷呢？熱敷能帶來舒緩效果，確實有助於緩解疼痛（特別是抽筋時）。與冰敷不同，熱敷可增加循環，連帶加速癒合。熱敷的方法眾多，像是熱水浴或熱水澡、泡湯、三溫暖、加熱墊、熱水袋。你也可以選擇高檔產品，例如熱能震動器等。不論是高科技或低科技，都同樣有效。如果你的目標是緩解疼痛且不妨礙癒合，那熱敷就勝過冰敷。

運動界十分熱愛縮寫，現在更受推崇的運動傷害處置準則是「PEACE & LOVE」，而非 RICE。此準則由加拿大研究人員於《英國運動醫學雜誌》（*British Journal of Sports Medicine*）提出，讓我們為你解釋如下。

P 保護（Protect，受傷後的頭幾天應避免從事會讓疼痛惡化的活動）

E 抬高（Elevate，盡量將受傷部位抬到比心臟更高的位置）

A 避免使用抗發炎藥物（Avoid，抗發炎藥物與冰敷會導致癒合變慢）

C 加壓（Compress，使用彈性繃帶或運動貼布來減少腫脹）

E 衛教（Educate，避免不必要的被動處置）

&

L 負重（Load，讓身體告訴你，何時可以再次安全負重）

O 樂觀（Optimism，要有信心並保持樂觀）

V 促進血液循環（Vascularization，從事能提高心率且不引起疼痛的有氧運動）

E 運動（Exercise，採取積極的復原方法）

7

深蹲就對了！

評估：深蹲測試
身體練習：深蹲變化式

你還記得上一次全深蹲（大幅彎曲膝蓋，將臀部降至地面）是什麼時候嗎？也許是今早在健身房運動時，又或是上次蹲下與三歲小孩對視時。在西方文化，深蹲被視為肌肉強化運動，或是與幼兒對話的少數場合才會用到。但是，蹲下本來就是人體自然姿勢。我們的身體天生就是用來深蹲的，而且在許多文化裡，蹲下與坐在椅子上一樣普遍。

2018 年，《大西洋》雜誌刊登了一篇名為〈亞洲蹲姿〉的文章，搭配的照片是人們蹲著從事各式活動，包括照相、進食與抽菸（我們不建議！）、等待客人、觀賞藝術品等。雖然照片沒有拍出來，但眾所皆知，許多亞洲人仍使用蹲式馬桶。有些女性分娩時也採取此姿勢。我們對於照片裡的人能夠如此輕鬆地蹲下感到

驚訝，其中一位是新加坡總理，他當時還穿著西裝呢。

雖然美國並不屬於「蹲姿文化」，但其實大家每天都不知不覺做了無數次不同程度的深蹲。每一次你從座位起身與坐下、坐上與離開馬桶，實際上都是在做半程深蹲。本章僅是要求你做得更徹底，將這個姿勢推展至全深蹲，如同照片裡新加坡總理優雅展示的那樣。我們希望你可以深蹲到一個可以長時間維持的姿勢。如果你每天多次降低身體至椅子上，或是有在做深蹲運動的話，那至少成功一半了。

不同姿勢可以讓不同關節達到正常的動作範圍末端。這就是我們建議你做髖關節伸展（生命徵象 3）與肩膀旋轉（生命徵象 5）鬆動術的原因。深蹲是少數可以讓多個關節練習達到正常範圍的姿勢之一 —— 可以練到髖關節屈曲與外旋、膝關節屈曲、踝關節背屈。骨科醫生與物理治療師經常使用動作範圍圖表來說明這些關節的活動能力，深蹲則是這些關節完整動作範圍的體現（而且是一次做到全部）。對於部分人來說，深蹲可能看起來很難，但如前所述，你的身體天生就會做。

改善深蹲能力可以帶來一些具體成效，其中一項是避免下背痛。當你的髖關節屈曲不足時，腰椎會協助處理原本應該由髖關節解決的動作問題，像是彎腰除草或是取行李。當你在花園四處走動，或是從機場櫃台走到安檢站或零食商店時，這些是必須不斷重複的動作。如果無法有效地蹲下來完成姿勢轉換，彎腰時就必須圓背，從而導致動作系統效率不佳（髖關節比脊椎強壯許多，負重時動作範圍較大）。

這是能夠深蹲的好處之一。此外，深蹲也能讓你練習擴大踝關節

動作範圍，連帶協助維持平衡與強化腳踝應對狀況的能力。當大腦知道你的踝關節可以達到末端範圍時，身體便能迅速調整，好讓你在不平坦的地面維持穩定，或是飛身上籃後平安落地。即便腳踝扭到，由於關節能夠正常活動，毫髮無傷的機率也比較高。深蹲是孩童時代自然就會做的事情，但如今身為成年人的我們，如果有一段時間沒做，可能會覺得有點困難。對於需要改善深蹲姿勢的人，接下來的評估可以做為一個絕佳的起點。至於能夠輕鬆降低身體重心、將臀部降至膝蓋高度的人，這項測試也能提醒你必須經常練習，以維持四大關鍵動作範圍：髖關節屈曲與外旋、膝關節屈曲、踝關節背屈。

評估：深蹲測試

所有人都應該要可以做到深蹲，也就是雙腳平行並處於基準足部位置（腳趾朝向前方，身體重量平均放在蹠骨球與腳跟上），且髖前皺褶（hip crease）低於膝蓋。我們並未嚴格要求軀幹直立（那是不同的動作，適合深蹲運動）。事實上，軀幹前傾能幫助你蹲下時保持平衡。信不信由你，一旦習慣了，會覺得停留在全深蹲其實非常舒服。

如果這一切像是不可能的任務，讓我們向你保證，多數人最終都能做到這個姿勢。先了解你現在的狀況，然後我們會告訴你，如何朝著征服深蹲姿勢的目標邁進。

事前準備

你需要一塊乾淨的空地。穿著寬鬆衣物與鞋子（赤腳也可以）。

測試

在測試前,讓我們先談談背部的擺位。當你拿著重物(例如啞鈴)深蹲時,最理想的姿勢是保持背部平直與軀幹直立。但若是徒手深蹲,背部是否平直不是重點。事實上,當你進入全深蹲並圓起上背,有利於脊椎恢復與椎間盤補水。因此測試時不必擔心背部姿勢,只要注意髖部與足部即可。詳細步驟如下:

身體站直,兩腳與髖部同寬或更寬。兩腳距離不是重點,距離更遠可能更容易蹲下,因此你覺得合適即可。接著,彎曲膝蓋並降低臀部,保持腳掌朝前,身體重量平均放在腳跟與蹠骨球上。必要時,雙臂向前伸直、軀幹前傾以維持平衡。蹲下時不用擔心脊椎的形狀。現在嘗試做到以下這些蹲姿。無論你做到哪一個,請維持姿勢、呼吸五次。

1 最理想的姿勢是臀部離地幾公分,髖前皺褶遠低於膝蓋,腳趾朝前,腳跟平貼地面。
2 如果你做姿勢 1 很容易跌倒,可以試著將腳趾朝向外側,雙腿進一步分開,或是保持腳掌朝前但抬高腳跟(如果做得到的話,這比腳趾朝外更好)。
3 如果姿勢 2 還是太難,試著將髖部降至座椅高度,雙腿大約都呈 90 度角。
4 這是最後的選項,將髖部降至你能達到的最低位置。

解讀結果

如果你能達到姿勢 1:你是厲害的忍者!這顯示你的髖關節、膝關節與踝關節動作範圍絕佳。正如我們平時的建議,請

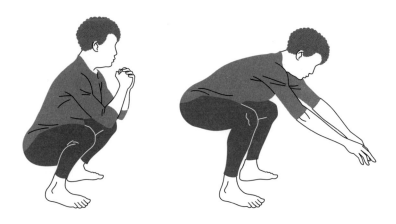

姿勢 1：小孩都可以用這個蹲姿玩
很久的遊戲。我們的目標是找回年
輕時的動作，這是有可能做到的。

姿勢 2：想蹲得更低可以將腳趾朝
外，但這可能會限制你的動作選擇
與力量。

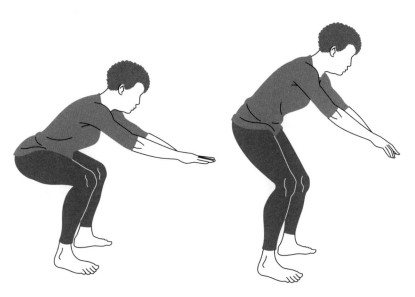

姿勢 3：你有注意到嗎？此蹲姿高
度與椅子相當，這並非巧合。

姿勢 4：重要的不是起點而是終點。
請繼續努力！

不要將優秀的深蹲能力視為理所當然。你可以跳過身體練習裡的先坐後站（詳見第 209 頁），但每週至少練習三次全深蹲。

如果你能達到姿勢 2：你快要成功了。維持腳掌朝前是深蹲最困難的環節。很多人將腳趾朝向外側（這沒什麼問題）便能做到全深蹲，但這會掩蓋踝關節與髖關節動作範圍受限的缺陷，且不利於維持足弓穩定。這就是你應該嘗試改善足部位置的原因。但最重要的一點是，與達到姿勢 1 的人一樣，請將深蹲納入日常的身體保養，無論雙腳是朝外或朝前都要做。

如果你能達到姿勢 3：能降低髖部至座椅高度並維持姿勢，本身就值得肯定。開始執行本章的身體練習後，你將能夠逐漸降低至低於 90 度。

如果你能達到姿勢 4：對你來說，這個動作顯然困難，但我們還沒遇過無法掌握深蹲的人。我們安排的身體練習能幫助你以適當進度逐漸改善深蹲能力。

何時該重新測試？

如果你能夠做到全深蹲，不妨每天進行測試，我們建議你每天停留在這個姿勢一段時間。如果你無法做到深蹲，而且正在練習先坐後站（詳見第 209 頁），那就每週測試一次，直到掌握全深蹲為止。在此之後，你可以每天重新測試全深蹲姿勢。

降低身體

我們在 YouTube 發布的首部影片名為「10 分鐘深蹲測試」。那時

是 2010 年，我們在自家後院將鏡頭對準凱利，讓他深蹲 10 分鐘（一邊聊天）並解釋此姿勢帶來的好處，以及如何深蹲才能最大程度地提高髖關節、踝關節與膝關節的動作範圍。作為職業運動員，我們當時去過許多國家，看到全球各地民眾以蹲姿進行各類活動，我們自己也用過幾次蹲式馬桶。但我們清楚地知道，自己的國家很少人會操控身體進入這個重要姿勢，即便想嘗試，許多人也無法做到。我們想改變這件事，而且理由十分充分。

我們敢打賭，美國沒有任何醫生會建議患者透過深蹲來改善健康。但科學證據顯示，多做深蹲確實有益健康。中國與美國大學研究人員 2002 年合作發表一項研究，內容是比較中美老年人髖關節炎的盛行率。該研究發現，中國男性與女性老年人髖關節炎疼痛的發生率，比美國相對應的族群低了 80%~90%。研究人員得出的結論是，造成這種差異的部分原因可能是基因遺傳，但也有可能是中國人每天以不同方式使用身體。研究人員寫道：「深蹲達到動作範圍極限，可能對於髖部軟骨區域施加負荷，這是直立站姿做不到的。這可能刺激軟骨代謝與再生，避免軟骨因不使用而變薄、變脆弱。」

深蹲還會動用其他兩個關節，也就是踝關節與膝關節。大家經常低估腳踝的重要性，但它可是大自然給予我們的演化禮物，對於維持平衡非常重要（詳見生命徵象 8）。不僅如此，腳踝也幫助你從地面上起身。如果你的踝關節動作範圍絕佳，便能輕鬆通過生命徵象 1 的坐下與起立測試。而這也意味著，一旦不小心跌倒，你能夠自己站起來。腳踝擁有一定的活動度，也有助於提升運動員表現。若踝關節擁有完整的動作範圍，你便能施加更多力量於動態動作，像是跑步、跳躍、橫向跨步與泳池蹬牆（運動人士也可注意一下，深蹲也會練到髖關節屈曲，這能提高騎自行車的推

進力量）。此外，再強調一次，踝關節活動度良好也有助於預防受傷。

深蹲涉及的另一個關節是膝關節。傳統觀念認為，深蹲低於 90 度對膝蓋不好。但老實說，如果是手肘彎曲 90 度，你不會有一絲猶豫。這些關節就是設計來大幅彎曲的，當然包括膝關節在內。深蹲絕對不會傷害膝蓋，反而有助於強化支持膝蓋的肌肉。事實上，人體最自然的生理過程之一，仰賴的便是深蹲與膝蓋大幅彎曲的能力（至少過去如此）──我們指的是上大號。大家很少注意到（可以理解，沒人想要大談排便），那些習慣使用蹲式馬桶的國家，腸道激躁症與發炎性腸道疾病等消化系統問題的發生率較低。對人體這項極其自然的功能來說，深蹲是最佳姿勢。坐式馬桶是另一項現代生活的便利發明，但如同椅子、智慧型手機、電腦與汽車等產品，不太符合人體設計。我們並不是要求你停用（事已至此），但這一切進一步強化了我們的論點，也就是：深蹲是人體自然姿勢，大家應該經常做。

除非外出旅行或露營，否則你不太可能蹲著上廁所，但你肯定需要從地上撿東西。這就是深蹲派上用場的時刻。必要時，你可以彎曲髖部，讓身體呈 90 度角，維持背部平直與雙腿伸直。但萬一你需要降得更低呢？你要如何碰到地面？基本上有兩種選擇（彎腰撿與蹲下撿）。你可以用彎曲膝蓋的方式讓身體前彎，好撿起地上的玩具或衣物，但你必須動用背部較小的肌群來完成這個動作，而非腿部大肌群。你也可以使用全深蹲姿勢，這不僅可以讓身體降得更低，也能讓你從最低位置利用腿部與臀肌（身體最大肌群）的力量，以推動自己、抬高裝滿舊廚具的箱子並搬到車庫。這是更安全且更有效的選項，同時讓你有機會練習各種動作範圍。

運動前暖身

經常有人問我們,鬆動術(包括滾筒運動在內)是否適合作為運動的暖身?簡短的回答是可以,但有件事要注意:如果你從事的運動或訓練需要用到關節的完整動作範圍(大部分都要),而你的動作範圍受限,那運動或訓練的效果可能沒那麼好。舉例來說,如果你想要跑步,可以將沙發伸展(詳見第 99 頁)加入暖身項目,因為這可以讓身體處於適合跑步的髖關節伸展姿勢。同樣的道理,游泳者應該活動肩膀作為暖身。問題在於,我們經常看到有些人使用的鬆動術(特別是用滾筒鬆動軟組織)不適合他們從事的運動。鬆動小腿後側肌肉無助於划船動作。此外,在騎自行車或踏入拳擊場前,你會先按摩一下嗎?你當然可以將鬆動術作為暖身,但請使用能改善運動姿勢的種類。

暖身的另一個重點是讓身體暖起來(顧名思義)。你需要讓自己變熱,至少出點汗,好讓肌肉做好運動的準備。對我們來說,最適合的工具就是跳繩。持續二~五分鐘的跳繩(甚至是修改版的跳繩,也就是單純彈跳),不僅非常適合作為任何運動的暖身,也是改善平衡的絕佳方式(更多資訊請參考生命徵象 8),可說是一舉兩得。如果你不喜歡跳繩/彈跳的話,也可以快走一段時間。這足以讓你的身體暖起來以從事主要活動。

在暖身的過程中,你也可以趁機評估自己當天的狀況。凱利有次搭乘美國海軍藍天使特技飛行隊駕駛的飛機。他觀察到

一件事，那就是飛行員會為高超的空中動作做足準備。一旦人員登機並升空，飛行員就會開始執行一些高速轉彎，以了解飛機在完全裝載下的狀態，以及他們的身體因應當天重力加速度的狀況。飛機產生的力量對他們的影響程度取決於許多因素，包括水分補充、睡眠品質與個人耐受力等。他們正在進行系統檢查。

與藍天使飛行隊一樣，各種因素都會影響我們因應特定任務的能力。運動前的暖身就像是飛行員進行系統檢查，評估自己當天的狀況。你有多疲憊？感覺身體僵緊或是柔韌？是否有任何疼痛？利用暖身時間找出這些問題的答案，作為調整下一步行動的依據。

身體練習：深蹲變化式

雖然你不記得過去曾經深蹲，但年紀小時應該做過。即便一開始不太喜歡，但身體肯定有記憶。這就像是水管已鋪設好，僅需要打開水龍頭即可。這是一種可迅速恢復的技巧。

在執行這個身體練習的過程裡，請記住一點：這不僅是為了改進深蹲技巧。你其實一直都得使用深蹲動作。比方說，如果失去平衡，最終還是得靠著單腿深蹲來穩住身體。上下樓梯就是一種單腿深蹲。因此，深蹲除了能將數個關節推展至末端範圍，也能讓你練習起身與坐下的基本動作。

先坐後站

這些動作能讓你重新訓練身體逐漸習慣全深蹲。一開始使用椅子作為支撐，之後逐步進階至無支撐深蹲。

站在椅子前面。雙臂往前伸直，與肩膀同高，慢慢彎曲膝蓋，將臀部降到椅子座位上，如同你要坐下一樣，輕觸一秒鐘，然後慢慢起身。降低身體的時間約 2~3 秒，不要猛然坐下。第 1 天做 1次，第 2 天連續做 2 次，第 3 天連續做 3 次。依此類推，每天增加 1 次，直到達到 20 次。接著降低深蹲高度，重複相同次序，但不使用椅子，改為更低的物件，例如椅凳或咖啡桌。當你達到20 次時，降低高度並重複相同次序，直到降至全深蹲高度。

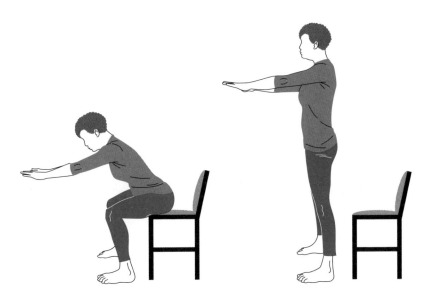

將腳的壓力平均分散至蹠骨球與腳跟。身體移動的方式，要能維持全程足部壓力平均。

不必在深蹲位置停留。只要緩慢下降，然後以類似速度起身即可。

全深蹲停留

想告訴大腦你很重視某事，最好的方法是花時間停留在那個姿勢。如果你已經掌握全深蹲姿勢，僅需花一點時間（每天三分鐘也行）在這個姿勢上，以確保自己不會失去此能力。你可以在工作日的活動休息時間裡加入此練習，或是安插到晚上坐地板（生命徵象 1）看電視的時段。

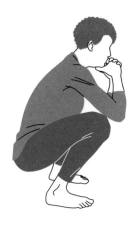

請努力每天花一些時間維持此姿勢。

額外加分：Tabata 深蹲

早在 1990 年代，一位日本醫生兼學者致力於推廣一種間歇訓練技巧，後來稱之為「Tabata」。模式如下：運動 20 秒、休息 10 秒為 1 個循環，持續 4 分鐘共 8 個循環。這種訓練法不僅能改善心血管系統，還能增強肌力與耐力。如果你已能夠輕鬆地做到全深蹲停留，不妨挑戰看看：

雙腳與肩膀同寬，站立，處於基準足部位置（腳趾朝前、身體重量平均放在蹠骨球與腳跟上）。彎曲膝蓋並深蹲，讓髖前皺褶低

於膝蓋。起身並重複蹲下的動作，在 20 秒內做越多次越好。然後休息 10 秒。就這樣執行 8 個循環，或是在 4 分鐘內盡可能地做。每一個 20 秒循環都要記下次數。你的「分數」就是一個循環裡的最低次數。請努力讓所有循環的深蹲次數都達到最多下。

對比研究：熱療與冷療

我們最好的投資之一，就是在自家後院設立小型三溫暖烤箱，並在旁邊放一個冰浴缸。如此一來，我們可以讓體溫升高再降低，並重複名為「對比浴療法」（冷熱交替療法）的過程。此名稱前半部分顯然取自溫度的兩極對比，也就是交替使用烤箱與冰浴缸。後半部分「療法」指的是，這對身體帶來正面壓力，就像是在鍛鍊心血管系統——血管收縮與擴張令更多血液運至身體各處，為肌肉提供更多氧氣與營養。淋巴管同樣受益，能提升「泵送」的能力。運動會導致肌肉組織自然分解，我們則利用對比浴療法來協助肌肉加速恢復，如此便能減少痠痛，並加快適應當天稍早施加的壓力。

你不需要三溫暖烤箱（或是專門的冰浴缸）也可以執行對比浴療法，但我們喜歡烤箱帶來的好處，包括降低罹患高血壓、心血管疾病、中風與阿茲海默症的風險，以及緩解關節炎、頭痛與流感症狀。定期洗三溫暖也能改善免疫功能，幫助你一開始就躲過疾病。在攝氏 80~100 度的烤箱裡待 5~20 分鐘，對健康有很多益處。熱愛三溫暖的芬蘭人身體健康，絕對是有原因的。

泡冷水也有好處。我們說的並不是冰敷傷口，那是另一回事，我們也不建議（詳見第 196 頁）。冰敷傷口會妨礙炎症細胞修復受傷的組織，冷水浸泡則可以減輕肌肉疲勞引起的低度發炎。此方法已存在很久，但最近由霍夫（詳見第 72 頁）發揚光大。他的知名事蹟是長期忍耐低溫，並提倡冷水浴與泡冷水。正如他所說，泡冷水能夠提升免疫力與心血管功能，並改善睡眠。2016 年，巴西研究人員比較了九項關於泡冷水的調查，結果發現：在攝氏 10~15 度溫度下，每次浸泡 11~15 分鐘有助於肌肉恢復。

你可能需要一點時間嘗試對比浴療法，不要太急。你將發現冷熱兩種溫度都會增加心率與呼吸速度，這非常正常，但一開始可能引發焦慮。從小範圍開始，特別是冷療，一開始把一隻腳或兩隻腳放進去就好，然後逐漸增加時間並將範圍擴大至全身浸泡（大部分人可能會發現適應熱的時間比冷水快）。有很多不同方法可以做到這一點，包括控制水溫。

我們自己實施對比浴療法的步驟如下：在烤箱待 15 分鐘，然後冷水浸泡 3 分鐘，並重複此循環數次。這除了事後讓我們感覺良好外，也成為家庭社交活動的一部分。我們會邀請朋友來家裡吃晚餐，晚上最後的活動則是烤箱與冷水浸泡的循環。這比睡前小酌更健康，且讓所有人都產生睡意（以冷水浸泡作結，因為這有助於降低核心體溫，讓身體準備入睡）。那天晚上，我們都睡得很好。

找到你的平衡

評估第一部分：閉眼單腳站立測試
第二部分：老人平衡測試
身體練習：平衡運動與鬆動術

茱麗葉大學畢業後將許多東西搬進小型倉庫，包括一盆多肉植物。這棵植物先前在加州充足的陽光與她的悉心照料下欣欣向榮。當茱麗葉要搬走東西時，發現過去生機盎然的植物似乎已經枯死，原因是超過一年缺乏水分與陽光照射。「怎麼會這樣，我試著澆水看看好了。」她心想。結果，這棵乾枯的植物奇蹟似地重現生機，復活了。

這就是我們本章要做的事，也就是恢復你的平衡能力。即便它似乎變弱了，但依然可以復活。雖然你可能覺得這與你毫無關係。或許你走路沒什麼問題，從來不曾絆倒或跌倒。我們為你準備的評估將揭露真相。無論如何，所有人（不管現在腳踏得多穩）都需要練習平衡。這是為了你的安全著想，為了讓你更有自信地達

成夢想、毫無畏懼地完成任務，同時讓你更輕鬆地活動、減少疼痛與不適，以及提升運動表現等。好處實在太多了。

在眾多身體能力裡，平衡就像是無名英雄，很少人會注意到這一項特質，但它影響活動度的幾乎所有層面。或許我們不應該說所有人都忽視此事。當大家年紀超過 60 歲，就會開始聽到失去平衡非常危險的警告。這絕對是全球性的危機，光是美國的數據就十分嚇人。美國疾病管制與預防中心指出，每天的每一秒都有一位老人跌倒，一年全國總計多達 3,600 萬次，而且跌倒是老人受傷與受傷致死的主因[1]。跌倒也會導致生活圈變小、社交活動與人際關係受限，最終陷入動得更少、身體更虛弱、平衡能力更差的惡性循環。

在某種程度上，社會認為這就是老化的代價，但我們拒絕接受這種消極的看法。跌倒並不是必然，平衡是可以維持與恢復的。此外，認為跌倒只會發生在老人身上，更是錯得離譜。許多研究人員關注年輕人的跌倒問題，其中美國普渡大學團隊發現，在為期四個月的研究裡，受訪的大學生裡有一半回報曾跌倒過。每一名學生平均每週絆到或打滑一次，但大多能在跌倒前穩住身體。其中一小部分跌倒可歸因於藥物濫用（畢竟是大學生），還有一些人是在回簡訊時跌倒。但最主要因素是邊走路邊聊天。別以為只有心不在焉的大學生才會跌倒，部分統計數據清楚顯示：對於 18~35 歲的族群來說，跌倒是意外受傷的第三大原因。

這一切聽起來有點消極、悲觀，但事實正好相反。在承受重力的

---

1 【編注】臺灣 2015 年的「國民健康訪問調查」指出，65 歲以上的老人約每六人就有一人在過去一年內曾跌倒。

同時保持直立是人類的特質，你的平衡能力沒有理由必然消逝。如果大家現在都能開始注意平衡問題，我們確信這些可怕的跌倒數據會急劇下降。我們口中的「注意平衡」，並不是說每天得花一小時進行正式訓練。改善平衡並不困難（可以在刷牙或洗碗時順便練習），而且很像是在玩遊戲，過去曾是小孩的你肯定能做得很好。你只需要付出一點點努力，便可以看到平衡能力大幅改善。突然間，無法單腳站立二十秒的人可以走繩，之後還可以閉眼達成平衡，後來甚至能在繩索上面雜耍。好吧，我們說得有點誇張。但事實是：你真的可以大幅進步！

評估第一部分：閉眼單腳站立測試；
第二部分：老人平衡測試

測量平衡的方法五花八門。我們選擇了這兩項測試，因為分別評估了平衡能力的不同元素。閉眼單腳站立測試排除了視覺資訊的影響，老人平衡測試則測量動態平衡能力（你在運動中能保持平衡嗎？）。兩項測試也能了解雙腳的狀況（足部與平衡密切相關）。如果雙腳組織良好且足夠靈敏，便能將資訊準確傳送給大腦，令你在這些測試取得高分。

第一部分：閉眼單腳站立測試

你的腳是否踏得夠穩，取決於三大因素（除了足部本身狀況外）：一、內耳。二、肌肉、肌腱、筋膜與關節裡的感覺接受器。以及三、視力。眼睛告訴你身體與周圍環境的距離以協助維持穩定。如果看不到，你就必須仰賴身體的其他平衡工具；此測試便是衡

量這些工具的運作情況。它也能讓你體會視覺對於維持平衡的重要性。閉著眼睛單腳站立並不容易，但只需要一點點練習，便能熟練地完成這個困難任務。

事前準備

由於測試時會閉眼，因此最好有人幫你計時。你需要一個具備秒針的手表或時鐘、一塊沒有堆放雜物的空地，以及赤腳。

測試

赤腳站在一個開闊、整潔的空地上。閉上眼睛，彎曲一條腿，並將腳抬離地面，抬高到你舒服的位置（不必太高）。維持此姿勢二十秒，計算腳觸地的次數。一邊做完再換另一邊。如果覺得不安，可以站在牆壁旁或流理檯前。

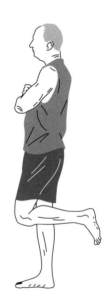

你的雙臂不一定要交叉。不用手臂來保持平衡，難度會更高。

解讀結果

為了重新取得平衡而腳觸地的次數，就是你的分數。左右兩邊分開評估。

　　完全沒觸地：這顯示你的平衡感絕佳。每天執行此測試，或

許就是你維持平衡能力所需的全部身體練習。

觸地一到兩次：很不錯的表現。只要多一點練習，此測試應
該會變得非常簡單。

觸地三次以上：你來對地方了。你需要改善平衡，請記住你
在本章學到的一切。

何時該重新測試？

你可以每天測試，這本身就是平衡練習。

第二部分：老人平衡測試

我們必須感謝辛肖（Chris Hinshaw）發明這個簡單有效的測試。他
是著名耐力教練兼 aerobiccapacity.com 網站創辦人。別被測試名稱
給騙了。對任何人來說（無論年紀大小），這項測試都不容易。
但我們認為大家在練習後都能過關，因此將其納入本書。由於活
動度與平衡能力密切相關，因此本書其他身體練習最終也能幫助
你在平衡方面取得高分。

事前準備

你需要一塊沒有堆放任何雜物的空地，並赤腳進行。在你前方地
上放一雙襪子與需要綁鞋帶的鞋子。

測試

以左腿平衡，右腿向後伸展，彎腰撿起一隻襪子。回到直立位

置。如果可以，不要以任何東西支撐，抬起右腳穿上襪子，再彎腰撿起鞋子穿上。綁好鞋帶，然後將右腳放回地面。一邊做完再換另一邊。平衡時記得呼吸。

解讀結果

為了重新取得平衡而腳觸地的次數，就是你的分數。左右兩邊分開評估。

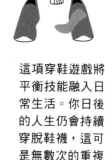

這項穿鞋遊戲將平衡技能融入日常生活。你日後的人生仍會持續穿脫鞋襪，這可是無數次的重複練習！

完全沒觸地：這顯示你的平衡感絕佳。每天執行此測試，或許就是你維持平衡能力所需的全部身體練習。
觸地一到兩次：很不錯的表現。只要多一點練習，此測試應該會變得非常簡單。
觸地三次以上：你來對地方了。你需要改善平衡，請記住你在本章學到的一切。

何時該重新測試？

你可以每天測試，這本身就是平衡練習。

從頭到腳取得平衡

如果你觀察嬰兒成長數個月，可以看到他們不斷探索，然後慢慢掌握平衡技巧。一開始，嬰兒學著坐起來時不斷調整姿勢，隨著他們開始雙腳站立並四處走動，平衡能力也進一步發展。即便如

此，他們也需要花費一段時間才能熟練。你或許還記得我們在第39頁提到的研究，研究人員發現：12~19個月大的幼兒每小時平均摔倒17次。但與體重50或100公斤相比，體重10公斤時跌倒的衝擊肯定小很多（這就是我們努力不跌倒的原因）。從嬰兒跌倒後再爬起來的次數判斷，這對他們幾乎毫無影響。

我們要表達的重點是，平衡是人類生命初期須付出努力才能做到的事。然而，一旦我們征服了它，往往就會開始忽視，但平衡應該是終其一生都要設法維持的能力（即便只是稍微努力一下）。忽視的原因或許是因為「平衡」其實是一套複雜的系統，涉及身體許多區域的各式「工具」，而多數人甚至不知道我們的腳為何能站穩。以下讓我們來檢視。

平衡仰賴身體感官元件與機械元件之間的資訊交流。大腦整合從最下方的足部到最上方的眼睛的一切數據，令你想都不必想就能維持穩定。這是大腦最快、最高級別的資訊處理能力，旨在讓你能抬起頭並保護身體安全，以便進食、繁衍後代與完成人類應該從事的所有任務。

感知與反應的交互作用涉及三大系統。其中一項是前庭系統，也就是內耳，一個由螺旋通道與充滿液體的微小器官組成的迷路（labyrinth），其中每個器官對於不同類型的運動做出反應。當頭部轉動時，這些結構裡的液體隨之流動，促使微小的毛細胞開始擺動並將神經衝動傳送給大腦。大腦便會指示身體做出反應以維持平衡。

我們也十分依賴另一個系統，也就是「本體感覺」。肌肉、關節、韌帶與肌腱裡的感覺接受器，將身體位置與動作的資訊傳送

到中樞神經系統，後者向肌肉發出訊號，使肌肉做出適當反應。事實上，中樞神經系統（由大腦與脊髓組成的雙重處理中心）最主要的功能就是讓我們得以感知環境變化、定出身體在空間中的位置，並有能力活動以保持身體重心平衡。而且不僅是有能力而已，速度也非常快。感官輸入與肌肉做出保護動作之間，僅需幾毫秒時間。透過這種方式，本體感覺令你在絆到地毯時能做出調整、騎車開始搖晃時得以重拾平衡。這也讓籃球運動員不需要低頭看便能運球，足球員能順利踢球而不至於跌倒。在一眨眼的時間，本體感覺令你具備敏銳的身體意識。你能夠閉上眼睛並觸碰頭頂，這也是本體感覺在發揮作用。

但睜開眼睛能讓一切系統運作得更好，因為視覺是平衡的第三大要素。當頭部轉動時，內耳會釋放訊號，讓眼睛以穩定的方式移動視線。如果視線不穩定，我們很難躲開那些可能導致失衡的障礙物。然而，整個系統的運作遠比我們想像的更加複雜。在閉眼單腳站立測試時，你會發現缺少視覺的幫助更難保持平衡。即便沒有移動，眼睛也會提供大腦所需資訊，以幫助你維持直立。

請注意「資訊」這個詞彙，因為這真的是平衡的關鍵。大腦依賴身體各部位提供資訊，否則身體會失去平衡。現在是將雙腳加入討論的絕佳時刻。我們先前提過足部對於走路的重要性（生命徵象4），而在平衡方面，則值得進一步討論。文藝復興大師達文西說過：「人類的腳是工程傑作與藝術品。」他說得沒錯。腳除了是承受全身重量的地基外，還傳送了許多資訊給我們。本體感受器在腳底分布得非常密集，大腦也有許多區域專門處理足部傳來的資訊（與解讀手部資訊一樣多）。

大部分的人很少赤腳走路，主要走在平坦的路面，並將腳塞進舒

適的鞋子裡。人類動作專家畢奇（Phillip Beach）將鞋子稱為「感覺剝奪室」，凱利更直接說成「棺材」，因為它們隔絕許多協助建立平衡的輸入訊號。這也可能帶來其他不良後果。其中一個假設是，有些人可能因缺乏足部傳送的空間位置訊號而產生背痛。在資訊不足的情況下，大腦對於身體應該如何組織與活動的判斷不佳，最終可能導致疼痛不適與功能喪失。

為了達到原始的平衡功能，雙腳必須非常強壯，且對於各式刺激超級敏感，這就是國家美式足球聯盟部分球隊讓球員偶爾赤腳跑步的原因。如果你是電影迷，可能還記得 1988 年電影《終極警探》裡主角麥克連（布魯斯威利飾演）得到的建議──飛機鄰座乘客告訴他，航空旅行的祕訣是抵達目的地後脫掉鞋襪，赤腳走動，並將腳趾彎曲成握拳狀。這其實是非常聰明的建議，但可憐的麥克連遇到意外，整部電影都沒穿鞋子。

腳踝在平衡上也扮演重要角色。與足部一樣，腳踝擁有許多本體感受器，好讓大腦知道你的空間位置。踝關節的動作範圍也必須健全（詳見第 205 頁），以靈活應對腳下的事物，例如可能讓我們失去平衡的小徑岩石或沙灘流沙。我們經常說，真正優秀的滑雪高手並不是永遠不會滑倒，而是能夠迅速恢復平衡。你的平衡能力遭到挑戰很正常，重點在於你能否有效因應。若踝關節擁有良好動作範圍，大腦會知道這一點，並做出相應的行動，傳送訊號令你在各種環境的挑戰下皆能迅速恢復平衡。

足弓的重要

足弓的設計非常巧妙。這個由骨骼、筋膜、韌帶與肌腱組成的小型結構，不僅協助身體平衡、將重量均勻分配給蹠骨球與腳跟，更將足部變成一個充滿彈性的動態平台，由此展開無數動作。醫學界認為足弓非常重要，甚至開發了放在鞋內的人工足弓支撐墊（矯正鞋墊）。

所有人都同意拱形結構非常重要。但引用跑步傳奇教練羅曼諾夫（Nicholas Romanov）的話，如果你仔細觀察拱橋（上網搜尋一下西維吉尼亞州新河峽大橋或中國隨便一座拱橋），便會發現中間什麼支撐都沒有。其實嚴格來說，不是完全沒有。拱形結構的重量由兩端承載，也就是拱座，相當於足部的腳跟與蹠骨球。我們的意思是，拱形基本上能支撐自身。也許有時因受傷或足部劇痛而需要部分人工支撐，但終生使用足弓墊就像手臂扭傷復原後還在用吊帶一樣。這樣的支撐完全沒有必要，也會妨礙結構強化，導致持續疲弱。我們的看法是，如果你想要永久剝奪腳的功能，只要給它一個足弓支撐墊，那它就不必做任何工作了。

即使是「扁平足」或「足弓塌陷」的人，足弓依然可以發揮功能，雖然其中許多人並不這樣認為。當我們要求大家站在基準足部位置時（詳見 123 頁），有些人突然發現他們一直以為不存在的足弓就此出現。確實，部分人的足弓非常低，但以我們的親身經驗，只要站在基準足部位置，所有人都能形成某個程度的足弓。換句話說，光是更好地組織身體，便

能改善足弓的功能性，連帶令步伐更輕快平衡。這也有助於避免出現「足部塌陷」，這與足弓塌陷完全不同。當體重在腳掌前後分布不均且腳踝內傾時，就會出現足部塌陷。踝關節動作範圍受限可能導致足部塌陷，而這通常是小腿受傷的前兆。

不久前，我們與美國國家大學體育協會第一級別（Division I）女子游泳隊合作，試圖幫助這群運動員強化腳踝和足部力量。其中多數選手離開水面時，通常穿著夾腳拖或是帶有足弓支撐的超軟鞋子，導致雙腳疲弱、失去靈敏度。我們推斷，加強足部力量將令她們更有力地蹬牆與更快速起跳。訓練開始後的頭兩週（以腳為重點，包括重新組織她們站立與走路時的足部位置，並在平衡磚上進行訓練），我們收到這些選手傳來的簡訊，抱怨她們在校園裡走路時腳抽筋。即便她們是菁英運動員，雙腳卻還是很弱！但頭兩週過後，她們不再抽筋，游泳表現也有進步，甚至踢腿也獲得改善，因為她們整條動力鏈的功能都提升了。

練習平衡

茱麗葉的媽媽珍妮特（Janet）六十多歲時發誓不再騎自行車，她不確定自己能否在兩輪上達到平衡。我們和她一起度假時想租自行車，但她總是回答「不要」。珍妮特現年 77 歲，儘管她非常喜歡運動，身體也很健康、身材苗條並充滿活力，甚至開始學習跳舞與太極（這兩項運動都有助於強化平衡），但她到現在都沒有再騎自行車。與多數人一樣，珍妮特並不知道年輕時就要注意

平衡，她過往的休閒活動也沒有提升平衡能力的效果。

我們熱衷於登山車運動，這讓珍妮特感到緊張不安（我們盡一切力量，確保自己不在騎車時跌倒）。我們也將另一個人視為典範，他的年紀與茱麗葉媽媽相仿，那就是海洋皮艇探險公司 Sea Trek 創辦人利希特（Bob Licht）。利希特仍然從事立式划槳、激流泛舟與登山車騎乘。他到這個年紀還那麼厲害，是因為他從事這些運動很多年。利希特與珍妮特的選擇沒有好壞之別，僅是平衡能帶來什麼好處的對照範例。與許多事情一樣，平衡能力也服膺「用進廢退」原則。

我們同意「身體隨著年齡變化」的事實。以平衡能力來說，確實會發生一些改變。隨著年齡增長，中樞神經系統無法像過去那般有效或迅速地整合身體平衡系統傳來的各種資訊。本體感覺接受器的功能下降，內耳也開始衰退，特別是那些傳遞神經衝動的毛細胞減少。當然，隨著年齡增長，多數人的視力也不如以往（矛盾的是，或許是因為本體感覺變弱，我們年老時在平衡方面反而更依賴視覺）。以上這些因素加總（除此之外還可能有罹患關節炎與糖尿病等疾病的複雜因素，這些都可能影響足部與腳踝功能），導致我們在面臨各種狀況時更難保持平衡。

我們承認，其中確實有「部分」必然性（即老化造成平衡能力衰退），「部分」是重點。可靠證據顯示（不僅是利希特這類型的人），運動與平衡訓練可以阻擋平衡系統的部分退化。舉個例，對所有年齡層的人來說，本體感覺都是影響平衡的最大因素，而經常打太極的人，本體感覺經證實能獲得改善。早在 1997 年，加拿大西安大略大學一項研究發現，雖然年輕人（19~27 歲）本體感覺敏銳程度明顯高於老年人（60~86 歲），但在老年人族群

裡，有運動習慣的人擁有更好的本體感覺能力。

在加拿大研究裡，受試者並沒有特別強化平衡能力。那麼，如果有做平衡訓練會發生什麼情況呢？2020 年，澳洲一組研究團隊試圖為世界衛生組織制定指南，他們全面分析過去的研究（總共116 份研究，受試者超過 2.5 萬人）。他們發現，65 歲以上的人從事平衡與功能性訓練後，跌倒的機率比起控制組低了 24%。接受這兩種訓練且每週從事其他運動超過三小時的人，跌倒機率低了 42%。這樣的效果是非常顯著的。我們還要補充一點，從事平衡運動的人不僅跌倒機率較低，就算真的跌倒了，也比較不會受傷或需要醫療照護。

如果跌倒的恐懼無法說服你——年輕人（或沒那麼年輕的人）可能無法想像老化帶來的挑戰，那麼不妨考慮這一點：強化平衡也有助於改善整體活動能力。當我們談到平衡時，第一個聯想到的通常都是避開障礙物，或是絆到時趕緊調整重心以免跌倒。但事實上，我們也不斷使用平衡技巧以輕鬆地移動，特別是在運動與訓練時。有些運動本身就能強化平衡能力，尤其是高度依賴平衡的活動，例如騎自行車、足球、籃球、滑雪、溜冰、衝浪、體操、瑜伽、太極與氣功。但一些額外的平衡訓練也能改善你在這些運動的表現，同時提升其他活動的敏捷度與速度。或許更重要的一點是，平衡訓練經證實有助於減少運動傷害（不論職業或業餘運動皆然）。

把訓練當成遊戲

我們的小女兒在嬰兒期非常依賴奶嘴。她睡覺時一定要含著，但睡著後奶嘴經常掉下來，她醒來時找不到就會大哭。這代表我們也必須醒來安撫她。我們的小兒科醫生提出一個很棒的解決方法。「放二十個奶嘴在嬰兒床上，這樣她至少可以找到一個。」他如此說道。這招非常有效。

我們也將醫生這項建議應用在平衡練習上。我們在家裡與辦公室各處放置各種平衡工具，方便我們使用（家裡的訪客同樣受惠）。在等待微波爐加熱食物或在客廳講電話時，我們會在 Slack Block 上練習平衡。這是一種磚形的訓練工具，功能類似迷你版的走繩[2]。走繩則是綁在兩根柱子中間的扁帶，可在上面行走練習平衡，我們自家後院就有一條。凱利最喜歡做的事情，除了烤肉就是走繩。

平衡工具隨處可得，我們就能夠隨意玩耍，而且還有益健康。平衡訓練最棒的一點是，不一定要是排入課表的正式訓練，你只需要創造機會練習平衡即可。市面上有各式各樣的平衡工具，例如半圓平衡球、平衡板與迷你彈跳床。在這些器材上面玩個幾分鐘吧。或是在自家車道上玩一下滑板、陪小孩一起玩跳房子（也可以自己玩）。我們有位勇敢的朋友用 PVC 塑膠管做了一根平衡木。

2　【編注】此器材的表面比腳掌略大，為堅硬平面，底下是約 10 公分厚的軟性泡棉。踩在堅硬面上時因為泡棉不穩固，需要持續保持身體平衡才不會掉落。

你甚至不需要工具。找一些好玩的事來做。像是刷牙或洗碗時單腳站立。看電視時順便練一下瑜伽樹式，或是在一條虛構的線上來回跳。你家後院有一道矮牆嗎？試試能否穩穩走在上面。或是在有紋理的路面赤腳來回走動，這可以給予雙腳一些刺激。你在孩童時期肯定做過以上所有事情。你以前非常喜歡這些活動，現在是找回樂趣的時候（這很好玩！）。

身體練習：平衡運動與鬆動術

除非參與運動計畫，否則大家只會在出現狀況（受傷，甚至是手術）後開始平衡訓練，而且通常會與健身教練或物理治療師合作。作為專業人士，我們可以告訴你，在這方面不需要特別尋求專業協助。你自己站在廚房流理檯前便可以做很多平衡訓練。

我們的平衡身體練習都是一些簡單動作。首先是 Y 字平衡鬆動術，此法立基於一項運動員經常接受的測試，藉此評估他們的平衡能力與受傷風險。它將幫助你改善動態平衡，也就是移動時的平衡能力。第二項是跳躍，最好使用跳繩，但這並非強制規定。迅速踮起腳尖並放下、彷彿你在跳躍一般，這也是跳躍的其中一種形式，且能獲得與跳繩一樣的許多好處。你已經知道我們非常喜歡引用古老的諺語，這裡再來一句：「一旦停止跳躍，你就會開始死亡。」這或許有些極端，但跳躍不僅能令平衡系統維持在絕佳狀態，同時也可以讓內臟腔內的器官活動一下，這幾乎能為所有維持生命的關鍵系統帶來健康效益。另一個額外好處是特別針對女性，也就是西姆斯（Stacy Sims）博士在她的著作裡《人生新階段：女性更年期指南》（*Next Level: Your Guide to Kicking Ass,*

Feeling Great, and Crushing Goals Through Menopause and Beyond）所說的骨骼建造。西姆斯是運動生理學家兼營養科學家，她引用可靠研究指出，停經前期的婦女進行十六週高衝擊跳躍訓練（每天兩次，每次跳躍十或二十下，兩次跳躍中間休息三十秒），能夠改善髖部骨質密度。就算你不是為了平衡能力而做，也該衝著骨骼健康的理由吧！

身體練習最後一部分，是讓小腿與足部組織恢復靈敏。這其實就是自我按摩。你可能會驚訝地發現下肢竟然如此僵緊。

Y 字平衡鬆動術

要做這個動作，你必須想像地板有個大 Y，自己站在字母的中心位置，把腳伸向不同方向，並目測自己能夠伸得多遠。你可以彎曲膝蓋或傾斜身體以幫助伸展。重點在於伸展、呼吸三次，並維持平衡。

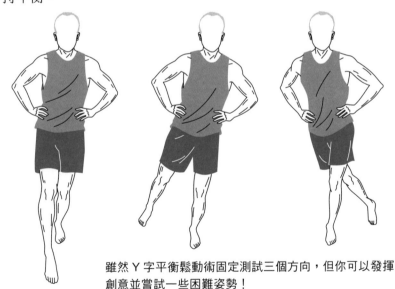

雖然 Y 字平衡鬆動術固定測試三個方向，但你可以發揮創意並嘗試一些困難姿勢！

赤腳站在開闊、沒有堆放雜物的空地。想像自己站在一個倒寫的大 Y 中央，Y 字頂端的兩隻「矛」分別在你的右後方和左後方。左腳單腳站立，右腳向前伸展，盡可能靠近 Y 字的底端並維持平衡，然後腳趾觸地。維持此姿勢並呼吸三次。接下來，右腳向右後方伸展，觸碰 Y 字的一處頂端。同樣的，盡可能延伸並保持平衡，維持此姿勢並呼吸三次。然後，右腳再往左後方伸展，盡可能靠近 Y 字另一個頂端（像是打保齡球）並保持平衡，維持此姿勢並呼吸三次。一邊做完再換另一邊。

強化平衡的彈跳與跳躍

我們有多喜歡跳躍呢？從這裡介紹的多種跳躍方式便可得知。跳躍除了能改善平衡能力外，也可以提高心率、促進血液循環並燃燒熱量。基於以上這些原因，跳躍可作為任何運動的絕佳暖身，還能練習平衡。

跳繩

雙手握住繩子，保持軀幹挺直，雙腳跳躍 100~200 下。跳躍時腳跟不要著地，不必跳太高，僅需離地 2~5 公分。接著，彎曲並稍微抬起左腿，用右腳跳躍 50~100 下，然後換邊。

彈跳

雙手輕放在檯面上或是一隻手扶著牆壁，踮起腳尖，迅速上下彈跳 50 下。腳跟不必每次都觸地，只需在彈跳時稍微放下。接著，稍微彎曲並抬起左腿，靠右腳彈跳 25 下。然後換邊。

骨鋸

此動作涉及小腿後側肌群與腳跟腱組織。這就像是自我按摩，你可能會感覺有點不舒服，但減少該區域僵緊絕對值得。

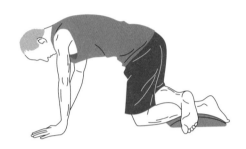

手邊沒設備嗎？沒關係。為什麼名稱叫骨鋸呢？試試看便知道。

在地板上放一塊墊子，雙膝跪地，雙手撐地，脛骨平貼墊子。左小腿稍微朝向右側（脛骨仍平貼墊子），右腳踝壓在左小腿肌群下半部，使用鋸齒動作左右來回滾並施加壓力，並逐漸沿著小腿下方移動，直到抵達腳跟。再使用鋸齒動作移回去。重複三～五分鐘。一邊做完再換另一邊。

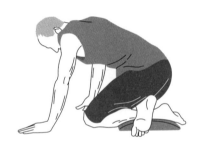

長時間持續施壓可改善腿部的感受。

小腿肌群伸展交叉

這有點像是經典的小腿肌群伸展，但僅稍微調整一下（一腳跨過另一隻腳）就能改變動作型態。跨腳會使得髖關節伸展，小腿組織也會更有感。

站在路緣或磚塊上方。將右腳跟放到地面上，如此一來腳尖便會

朝上。接著，左腿跨過右腿，維持這個姿勢並呼吸五～十次。你也可以試試能否收緊右側的臀肌。一邊做完再換另一邊。

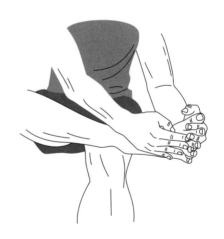

加入跨步與收緊臀肌的動作，讓經典小腿肌群伸展升級。

玩腳

此練習正如其名。

坐在地板或沙發上，將一隻腳抬起並按摩腳跟、足弓、蹠骨球與腳背。用手指分開腳趾，來回扭轉腳的前段（你可能看過別人穿分趾鞋，其實你有天然的分趾器，那就是手指）。試著擰動你的腳，彎曲並伸展腳趾。持續數分鐘，但不要設限。要在一隻腳花多久時間都可以，一邊做完再換另一邊。

十指交扣是很棒的方式，讓你重新認識自己的腳。

9

打造活動量充足的環境

評估：計算在椅子上坐多久
身體練習：打造立式工作站；動態坐姿

VITAL SIGN 9

幾年前，我們聽說加州舊金山灣區有家大企業想出一個很棒的點子：在員工電腦安裝一個軟體，每個整點會鎖定螢幕五分鐘，無法登入。這是一項倡導健康的計畫，旨在讓員工離開座位四處活動。此一方法非常成功。許多員工心想，反正無法工作，乾脆在辦公室四處走動或是去休息區喝杯咖啡。他們至少會起身伸伸懶腰。此螢幕鎖定政策令他們的身體暫時擺脫辦公椅的 L 形坐姿，也意外增進同事的情誼，使得工作更愉快。

螢幕鎖定政策就是我們所說的打造活動量充足的環境，這種施加限制或甚至剝奪選擇的方法迫使你更常動。此策略並不是要你捨棄辦公座椅。我們不會指責並要求你永遠不要坐下來用電腦、丟掉智慧型手機，或是成為反對新科技的盧德主義者（Luddite）[1]。

今日社會大眾（以及我們的後代子孫）永遠不會放棄科技。視訊會議軟體永遠不會消失。現在幾乎所有人都擁有私人手機。這一切會一直存在，至少直到下一次技術革命爆發。因此我們需要不同的策略，一種適用今日狀況的方式，讓身體能用與生俱來的方式活動，彷彿我們還活在史前時代一般。

從人體設計來看，我們應該要整天活動。不一定要是游泳或跑步一小時那樣的大動作，而是經常改變姿勢、調整身體重心，或是坐著動來動去。總有人會嘲笑那些「坐不住」的人，但我們認為動來動去才是正確的。無論是否坐著，都需要經常活動。

在生命徵象 4，我們提到久坐危害健康，特別是每天坐好幾個小時的後果。你現在應該明白了：坐著（特別是長時間久坐）並不是好事，運動也無法抵消你坐在舒服椅子上的時間。但我們想傳達的訊息不僅如此。問題並不在於坐著不好，而是活動更好。我們其實喜歡坐著，坐著（特別是坐在地板上）很棒。但事實擺在眼前，你坐下時活動的機率大減。你不應該整天坐著，但這是許多人的日常。據估計，美國民眾一天平均坐著的時間從六～十小時不等，換言之，占他們清醒時間的 50%~70%[2]。但仔細想想久坐人平常生活的狀況，我們認為這個數據還是偏低。讓我們算算看：吃早餐與讀報紙（半小時）、開車上班（半小時）、在辦公桌前面工作直到午餐時間（四小時）、吃午餐（一小時）、回到辦公桌工作（三小時）、開車回家（半小時）、吃晚餐（半小時）、看電視（兩小時），這加起來是十二個小時，如果減去往返走動

---

1 【編注】傳說 18 世紀英國的紡織工人 Ned Ludd 因為不滿被機器威脅生計，而搗毀紡織機。此詞後用以泛稱持類似主張者或相關運動。

2 【編注】根據衛服部 2017 年國民健康訪問調查，臺灣 18 歲以上人口每日平均坐著時間約 6 小時。

的少許時間，那就是十一小時。有些人維持這樣的生活方式長達數年，這會對於各方面帶來傷害，包括身體肌肉系統與其他活動部位。

如果依照生命徵象 4 的建議，將走路融入日常生活，那你已經在增加活動並減少坐著的時間了。在我們看來，在日常生活中增加活動量的最佳方法是站更久。站立是活動的起點，也就是說，站立時間更長的人通常也動得更多。雖然站立本身也會帶來一些好處，但我們熱愛站立的真正原因是：站立是通往活動的入口。站立引起的動作可能大多數都不大，但持續累積依然會帶來顯著效果，非常值得努力一試。

在這般大力背書下，你可能以為我們會要求你計算一天站多久。但我們不打算這麼做。站立不是最終的解決方案，僅是一種不把時間花在坐著的手段（與走路及運動一樣）。我們要承認，有些人在平常日子因故無法站太久（如果有站的話），也承認即便坐在椅子上，仍有許多方法可以增加活動量，或是趁著休息時間稍微活動一下。但對於多數人而言，減少坐著的時間是最有利於活動的策略。所以讓我們先了解你目前的狀況，然後我們會討論如何讓你在一天中站更久、更常活動。

評估：計算坐著的時數

過去幾年來，越來越多研究警告久坐的健康風險，這個議題才剛開始引起普羅大眾的注意。而除了「限制」久坐行為的籠統建議外，目前官方指引仍沒有明確告訴我們應將坐著的時間限制到多短。但我們可以參考研究結果。一些最嚴謹的報告（重申第

105~106 頁的研究結果）顯示，每天坐超過六個小時的女性與男性，早死風險比每天坐不到三小時的人分別高出 37% 與 18%。

基於此數據，並考量多數人的實際狀況（勤奮工作），我們認為將坐著的時間限制在每天六小時是合理的要求。

此外，雖然我們不是死亡方面的專家，但我們具備運動專業，而從運動專業來看，每天六小時這個數字與身體活動度能承受的最大程度相符。其實你也是動作專家（無論你知道與否）。在久坐十～十二小時後，你的活動度發生什麼變化？我們敢說你一定感到身體僵緊、動作笨拙，甚至不太舒服。你不需要什麼科學研究便能知道：長時間久坐有害身體。

儘管如此，坐著已成為現代日常生活的一部分，以至於許多人忽視它的危害，更不用說大家日復一日長時間維持這個姿勢。如果你也是其中一員，現在就是面對現實的時刻。這項評估為期 24 小時，你在這段期間需記下坐在椅子、凳子、長椅、床（坐著而非躺著）、沙發上的時間。我們建議你在平常的工作日進行評估，因為多數人平日大部分時間都坐著。

以下這幾種坐姿類型不必計算在內，例如坐或蹲在地板上或是坐姿運動。騎自行車、划船、划皮艇與以坐姿訓練的運動員，不需要算入這些運動的時間。

事前準備

這項測試非常簡單。你只需要一張紙與一支筆，寫下坐著的時數，再加上簡單的數學運算，將時數與分鐘數相加。如果需要協

助的話，網路上有很多「久坐時間計算器」（以此關鍵字搜索即可）可供運用。你可以按照類別（吃早餐、早上工作等）增加時數，它會幫你計算結果。

測試

從早上起床到夜間上床，記錄坐著的時間。可以不計入的例外情況：坐或蹲在地板上與坐姿運動。

解讀結果

你坐著的時數就是你的分數。將 30 分鐘以下的數字捨去，30 分鐘以上進位為 1 小時（例如 7 小時 26 分算成 7 小時，7 小時 45 分則是 8 小時）。

如果你對自己久坐的時間感到驚訝，你並不孤單。我們認識一些訓練有素的運動員，他們認真計算自己的數據後十分意外。現在重點是：你意識到問題存在並採取步驟（踏出實際步伐）以避免久坐。以下是你的分數解讀，讓你清楚自己的現況與未來努力的方向。

6 小時或更少—非常佩服！除非你的工作需要長時間站立（也許正是如此），否則要達到這個水平並不容易。請繼續維持。

7~9 小時—根據區間內你的時數落點，我們會給你 B+ 至 C+ 的分數。如果你的時數是 9 小時，要減到 6 小時看起來很艱鉅。但由經驗可知，一旦你開始花更多時間起身活動，很快就能改變。你會開始不想一直坐著。

10~12 小時—你的分數是 C-。你必須大幅調整生活方式，但我們已看到數百名成功案例，你當然也可以做到。

13 小時以上—很遺憾地不及格。你需要記住最重要的一件事（稍後還會重申一次）：你不需要一夜之間改變。逐漸增加站立時間、減少坐著時間即可，而且也更實際可行。

何時該重新測試？

每一天。

堅持站立

從某程度來說，本章的身體練習也可說是生命徵象 4 的第二部分。儘管本書其他身體練習旨在讓你以特定方式活動以擴大動作範圍（例如髖關節伸展與肩膀旋轉鬆動術），但生命徵象 4 與 9 的目標皆是讓你動得更多、坐得更少。每天走路是其中重要一環，但除非工作要求，否則你不太可能整天走路。這就是站立派上用場的地方。站立勢必就會動得更多，就這麼簡單。

確實，嚴格來說，站立並不是活動，如果你堅持的話也可以站著不動，但你不太可能如此。根據我們的經驗，站著會讓你想要動來動去，原因是這樣會舒服一點。看某人站著超過幾分鐘（或回想自己上次站很久的狀況），你可能會注意到保持不動非常困難。你可能扭一扭髖部、調整腳步、輪流彎曲膝蓋、轉移重心、找東西倚靠，或是雙臂交叉然後再放開。我們看過有人在演唱會上拉腿做瑜伽樹式來因應站立的不適。很少人能像哨兵站那麼久（向英國白金漢宮衛兵致意），身體會動來動去以建立穩定與平衡。

這些動作就是大家口中的「坐立不安」。事實上，部分研究人員偏好用「自發性身體活動」這個詞彙來描述這種即使沒有獎賞，也不自覺想動的驅動力。換句話說，扭動髖部或交叉雙臂無法幫助你從書架上取書，或是更接近一包玉米棒零食。坐立不安／自發性身體活動也屬於「非運動性活動產熱」，產熱是燃燒卡路里的另一種說法。除了坐立不安外，非運動性活動產熱還包括推購物車逛賣場、從座位起身上廁所、打字與彎腰綁鞋帶等。決定你是過重還是苗條的原因之一可能就在於此。喜歡亂動並經常起身活動的人通常較瘦。

久坐研究領域有位知名研究者名叫勒凡（James Levine），這位醫學博士過去曾是梅約診所／亞利桑那州立大學「肥胖解決計畫」的共同主持人。勒凡讓久坐的缺點受到更多關注（他曾告訴《紐約時報》，「久坐是致命的活動」）。他的實驗室發表許多研究，其中一項是比較靜止不動與各式活動的熱量消耗。研究結果說明了一切：

與躺著不動相比的熱量消耗：
坐著不動—6% ↑
坐著動來動去—54% ↑
站著不動—13% ↑
站著動來動去—94% ↑
步行，時速 1 英里（約 1.6 公里）—154% ↑
步行，時速 2 英里—202% ↑
步行，時速 3 英里—292% ↑

茱麗葉在我們自己的「實驗室」進行了一些數據運算，她發現

自己每天站立 8 小時（她有一張立桌），燃燒的熱量比起坐在沙發或椅子上同樣時間多出 275 大卡。一年累積下來多出 10 萬大卡，相當於跑了 38 場馬拉松（跑者平均每英里燃燒約 100 大卡熱量）。這僅僅是站著消耗的熱量，站著亂動並沒有算進去。即便將站立天數減少到 260 天（一年平均工作天數），依然燃燒了 7.1 萬大卡（相當於跑了 27 場馬拉松）。如果能燃燒這麼多卡路里，便有更大彈性決定能吃什麼東西。

如果你十分在意熱量攝取，上述事實絕對能促使你多站少坐。但多站立的好處不僅於此。日本研究人員發現，勞工若減少久坐的時間，肩頸痠痛問題也變少。其他研究也指出，使用可調整的坐站式工作站（即升降桌）能減少背痛。反過來說，長時間維持坐姿會引發背痛，而背痛會令人坐著的時候減少活動，這絕對是惡性循環。

當你長時間坐著並感到疼痛時，很自然會將兩者聯想在一起。但久坐引起的問題不僅於此，等你發現時可能已經太晚。這些問題包括血管功能受損、高血壓、血糖代謝不良、發炎、流至大腦的血液量變少，甚至抵消運動帶來的好處（如降低三酸甘油脂與改善胰島素阻抗）。其中一個原因是久坐時，腿部肌肉不需要太多活動，也就不需要太多能量，所以包括血流與血糖代謝在內的許多機制都會變慢。反過來說，站立時雙腿承受重量，必須努力支撐上半身，這能對身體系統帶來正面負荷。

美國亞利桑那州立大學營養與健康促進學院研究人員證明了這一點，他們在一項研究測量不同狀況下九名超重受試者飯後的血糖水平。研究第一天，受試者坐著八小時。一週後，他們一天有部分時間站著。再過一週，他們騎自行車一段時間，然後再過一週，

他們走路。所有運動干預中間都有間隔。第一次干預時間 10 分鐘，之後時間逐漸增加至 15、20 與 30 分鐘，每天 8 小時裡總計 2 小時 30 分鐘不是坐著。毫無意外，走路與騎自行車活動取得最佳血糖數據（騎車排第一），但光是站著也能大幅改善血糖代謝。

凡事都可以很極端，站立也不例外。沒有人說你永遠不能坐下，特別是如果你才剛開始增加活動量。如果還不習慣就直接從每天站一小時跳到十二小時，身體痠痛程度可能會像是完成三鐵競賽（緩解方法詳見第 211~212 頁）。儘管如此，當大家提出各種反對站立的理論時，我們兩人都會逐一駁斥。畢竟我們共同創辦了一個為小學安裝立桌的組織（詳見〈凡事趁早開始：孩童站起來〉，第 242 頁），還寫了一本教人如何改掉久坐習慣的書籍《久坐人靈活解方》。如前所述，茱麗葉發現每天站立可以大幅提高全年熱量消耗。愛唱反調的人會說，若比較站立一小時與坐下一小時，兩者熱量消耗的差異並不大。或許如此吧，但我們十分相信「邊際效益總和理論」。

布雷斯福（Dave Brailsford）將這個商業理論應用至運動領域，並發揚光大。布雷斯福（擁有工商管理碩士學位且曾擔任競技自行車手）在 2002 年成為英國自行車隊教練，這支隊伍當時已有 76 年沒贏過奧運金牌。面對眼前挑戰，布雷斯福決定從小處著手，應用他在商學院學到的一項商業原則：每件事都進步一點點，累積下來便會帶來顯著改善。在自行車領域，這意味著拆解自行車競技的一切內容，努力將所有事物都改進 1%。因此這支隊伍專注於小細節，包括保持自行車輪胎乾淨，比賽時自備寢具以獲得充足睡眠，以及採取正確洗手等防護措施以防染病等。2008 年北京奧運時，該隊伍贏得十項場地自行車項目的七面金牌。四年後，他們在倫敦奧運的表現同樣亮眼。

因此，如果你告訴我們，從椅子上起身不會增加太多熱量消耗。我們的回答是，那又怎麼樣呢？因為我們看到的不僅是眼前數據一點點相加，更是長期累積下來的好處。讓我們再強調一次，站立時更有可能動來動去，所以「站立比起坐下僅多燃燒 10 大卡左右」的說法並不完整，因為動來動去會增加熱量消耗。此外，站著動來動去也有助於對抗身體僵緊，避免落入生命徵象 5 提到的可怕 C 形姿勢。站立也會增加走動機會。若接電話時已經是站著，你更有可能一邊講電話一邊走動（與一開始是坐著還需起身相比）。如果本來就站著的話，你更有可能走到同事座位（不必經過勉強站起來的過程），而非發電子郵件溝通。坐著令人委靡不振，而站立能帶來活力，也更能減輕下午三點的倦怠感。

這對於運動的人也有一個特別好處。許多早晨或午餐時間運動的人經常從高速運轉直接跳到委靡坐著，中間毫無過渡。這樣無法促成運動適應最大化，心率與體溫也沒有足夠時間慢慢恢復至正常水平。此外，縮在椅子或汽車座椅上，會讓你的血液循環不佳，這可能導致肌肉與結締組織僵緊。正是這個原因，游泳健將菲爾普斯（Michael Phelps）結束比賽後都會前往收操池放鬆，馬匹在肯塔基賽馬大會衝過終點線後也會在跑道上繼續走動。打造可經常變換動作的環境，好處之一是你不需要收操。假設在家工作的你剛從飛輪下來，可以直接來到立桌辦公，身體亂動與變換姿勢將幫助你從激烈運動中恢復。

反過來說，你覺得站立三小時後跑步與坐下三小時後跑步有何差別？兩者的體驗天差地別，你可以測試看看。坐一小時後跑步衝刺，再換成站著並動來動去一小時後衝刺，後者表現將優於前者。

凡事趁早開始：孩童站起來

這一切始於一場麻布袋賽跑。2013 年，我們在女兒的小學運動會擔任志工，協助孩子把下半身套在布袋裡進行跳躍比賽。令我們吃驚的是，許多孩子（有些僅六歲）動作範圍受限，無法輕易套入袋子，更不用說跳完整場比賽了。許多孩子也有過重問題。

大多數的父母可能不會多想，但你了解我們對於動作的態度，我們決定採取行動。坐著（顯然大部分孩童每天坐的時間都很長）傷害了孩子，我們希望改變此狀況。在這場關鍵比賽結束的一年後，茱麗葉創立了「孩童站起來」（StandUp Kids），這是一個非營利的教育組織，旨在縮減孩童坐著的時間。

接下來，我們採取具體行動。我們來到大女兒四年級的教室，將這裡改造為加州首間全日站立／活動教室。幾個月後，我們資助四年級其餘班級與一個一年級班級，讓總共100 名孩童改用立桌。在募資的協助下（11 萬美元！），我們在 2015 年將全校 450 張桌子全換成立桌。隔年，據我們了解，全美超過 2.7 萬名孩童在校時有立桌可用。2017年，「孩童站起來」為公立學校提供了 5 萬美元的立桌補助。

我們發現孩子立刻就適應了立桌。唯一有怨言的是五年級生，而這可以理解，畢竟在所有學生裡他們坐著的時間最長。但兩週後，所有孩童（甚至包括五年級生）都適應了。

我們偶爾會聽到反對意見，某位家長便抱怨「我兒子回家後很累」。這有什麼問題嗎？我們希望孩子在白天用光精力，晚上才會睡得好，充分休息才能長大。每天站立與活動四小時（而不是坐著四小時），對孩子的好處無法以金錢衡量。

美國德州農工大學公共衛生學院健康科學中心教授本登（Mark Benden）博士研究「立桌對孩童的影響」已有多年。他的研究結果顯示，立桌除了能增加額外熱量消耗外（與坐著的學生相比，使用立桌會多燃燒 17% 的熱量，肥胖學生則多燃燒近 34% 的熱量），也能讓學生更專注、更不容易分心。

許多父母與祖父母會問：為什麼孩子在學校需要站著？畢竟他們以前沒有這種經驗。但對於許多父母來說，這是因為他們（1）所處時代的科技水平無法與今日相比，以及（2）他們並不是被車載到學校。在 1969 年，5~14 歲兒童走路或騎自行車上學的比率為 48%，2009 年降到 13%，2014 年再降到 10%。鑑於現在許多孩童在家自學，比率可能更低。

換成立桌當然僅是維持孩童健康的方法之一，但與其他措施相比，這個方法比較受孩童歡迎。與花椰菜相比，大多數孩童更喜歡立桌！

改而「向上」

我們的終極目標是降低你維持相同坐姿的時間。達到此目標的方

法眾多，例如改成使用立桌、在立式與坐式書桌間來回切換、經常離開坐式書桌休息一下、在廚房工作檯完成部分工作與觀看影片，或是搭乘大眾交通工具或等候看病時不要坐下。你可以做以上任何一項或全部都做，根據每天的情況調整策略。你也可以維持坐姿並實施我們建議的一些活動策略（詳見第 250 頁）。我們希望配合你目前狀況，但同時也希望你設下更高目標：每天僅坐六小時或更少。

儘管我們身處如此靜態的社會，但有一股潮流鼓勵大家從椅子上站起來。你可能已經注意到，現在有各式裝置激勵你在不同時間起來走走，包括手機應用程式、電腦通知、智慧型手錶、健身追蹤器等。雇主也想方設法讓員工站起來四處走動。我們有位朋友吉姆在他的公司實施了一項非常聰明的政策（不是建議，而是政策），名為「走動／談話／點擊」。此政策的構想是，如果你需要與同事溝通，首先必須走到對方的辦公桌，看看能否與他們當面交談。正在講電話或忙於其他事務的人，會打開吉姆為每個隔間安裝的小燈。如果你無法與同事面對面溝通，可以打電話。除非電話也聯繫不上，才可以使用電子郵件（點擊滑鼠）。吉姆除了想促進同事更有效的面對面溝通，也希望他的員工能夠多活動（他們真的得動起來，因為辦公空間很大、樓層很多）。

我們偶爾會聽到一些怨言，說吉姆實施的這類政策或發出擾人聲響提醒人要活動的裝置會影響產能或打亂思緒。但部分研究指出，站著實際上可以提高生產力。2016 年，德州農工大學公共衛生學院健康科學中心研究團隊發表一篇報告，內容檢視電話客服中心員工在六個月期間使用坐立兩用桌對於生產力的影響。167 名受試者裡約一半的人使用升降桌，另一半則用平常桌椅。結果顯示，站立時間較長的組別（比另一組每天少坐 1.6 小時）

生產力較高（以通話成功率評斷），第一個月的生產力比坐著那一組高出 23%，六個月下來高出 53%。站立組也較少回報身體不適。電話客服中心站立組的生產力，與我們所知學生使用立桌後的情形一致：站立能顯著改善學生的執行功能（executive function）與工作記憶（working memory）能力[3]。

由雇主主導的計畫與促使你少坐的裝置，都用意良好。但是否擺脫舒適座椅，決定權最終還是在你身上。桌椅、地鐵座位、等候室長椅與客廳沙發總是向你招手，投入它們舒適的懷抱是人類天性。但根據我們的觀察，當你改變對坐著的心態時，坐下就會慢慢變得沒那麼吸引人。當有人在公車上讓位給你時，「不用了，我站著就好」，不僅僅是禮貌的回應，更是因為你真心想要如此，因為這讓你感覺良好。你也會發現許多事情可以有不同選擇，而你以前可能沒注意到。舉例來說，參加大型研討會時，可以不坐在前排或中間位置，而是站在最後一排後面。最後一排通常沒人坐，如果演講時間很長的話，你可以站累了再坐下。同樣的道理，在食物銀行擔任志工打包食物時，沒有法律規定一定要坐在桌子前面。又或者獸醫檢查寵物時，你不一定要坐在診療室裡。等待外帶食物的時候，沒有理由不能站著。或是下午萎靡不振時，你可以站起來四處走動，而不是坐著喝咖啡。心態一改為「少坐」，機會就會自己跑出來。

---

3 【編注】「執行功能」是「能夠集中注意力、記住指令、處理多項任務及進行計畫的認知處理的能力」（簡馨瑩，〈書評：*Executive Function in Education: From Theory to Practice* (2nd ed.)〉《教科書研究》15：1，2022 年 4 月，頁 145）。「工作記憶」是「在心中把訊息保存一段很短的時間，同時可以把它處理的能力」（吳京一、童麗珠，〈簡介工作記憶及其腦內機制〉《科學教育月刊》368 期，2017 年 5 月，頁 2）。

對於許多人來說，取得立桌是想站著的最大障礙。我們是立桌的忠實擁護者，但有一些誤解令我們抓狂。第一個誤解就是必須花大錢購買立桌或可調整高度的升降桌。如果你想花幾千美元買一張超跑等級的立桌，當然可以這麼做，我們不會攔你。如果你真的下定決心要多活動，甚至可以買書桌跑步機。但千萬不要讓完美、耀眼的科技妨礙你進步。市面上有很多價格實惠的選擇（同樣有效），例如可以放在一般辦公桌上面的升降工作台。如果你想盤腿坐著工作、玩電玩或看影片（我們在生命徵象 1 支持的作法），此工作台也可放在地板上。你甚至可以不花任何錢，用膠帶把幾個紙箱黏在一起，放在原本的書桌上，然後把電腦擺在上面。看吧！這就是立桌了。你的廚房工作檯高嗎？你可以用一些厚書抬高筆電，這也是立桌。請發揮你的創意。當我們開始向職業與業餘運動員推薦立桌時，我們收到世界各地的辦公桌改裝照片。其中我們的最愛的一張立桌是由一堆磚塊搭建而成，一側疊高的磚塊用來放螢幕，下層磚塊上放著一塊木板，上面放著鍵盤。實在太聰明了！

另一個我們無法忍受的（經常聽到）抱怨是「老闆不買立桌給我」。但你的健康不是老闆的責任，你得照顧好自己。如果想要立桌的話，可以自行製作或是購買升降工作台。不要等到醫生給你寫病歷或老闆良心發現才行動（雖然我們也有不少方法可以加快老闆買立桌的進度）。我們有位朋友在一家企業上班，公司承諾會買立桌給他，但進度不斷拖延。所以我這位朋友找到最醜、最髒的紙箱，帶到辦公室放在桌上，開始站著辦公。隔週他就擁有一張全新立桌。

身體練習：打造立式工作站；動態坐姿

我們要求你計算坐著的時間並給予相應分數，以凸顯科學研究指出的少坐多站效益（有利於肌肉骨骼系統與整體健康）。最理想的狀況是每天坐著的時間少於六小時，但你也可以從另一個角度思考：在一天中混和坐著與站著，不需要兩者擇一。你可以分段進行：坐20分鐘後，再站10分鐘。你可以動來動去，改變姿勢，換句話說，盡量動起來！當你直立站著時，試著將腳維持在我們建議的基準足部位置（詳見第123頁），但不必太擔心，因為多數時間你將動來動去。

重要的是讓自己有更多選擇。如果沒有地方站著工作，你就不會站著工作，請趕快想辦法設置我們先前提到的立式工作站。裝置一齊全，你便可以參考我們提供的指南，以安全、有效地使用。你不是站著的時候（或許你根本不打算站著），我們仍希望你多活動。這項身體練習的其中一個重點是，學習如何在坐椅子的時候多動一些。

在你開始之前，我們要提醒最後一點。如果你已開始正確走路並執行本書介紹的鬆動術，你的身體將變得更耐用、更能應付久坐。如果再加上運動就更好了，換言之，你能擁有更多彈性。也許你不必達到每天坐著的時間低於六小時的要求，也許你可以稍微延長坐著的時間而不至於帶來負面影響。一如既往，請傾聽你的身體。如果你就是不想使用立式工作站，那可能得更努力在所處空間內活動。請仔細研讀本章動態坐姿的小節。

建立立式工作站

無論你選擇的立桌是高檔品牌，或是如同魯布・戈德堡（Rube Goldberg）機械（按：設計過於複雜卻僅能完成簡單任務）的自製裝置，設置立式工作站都有一些基本原則，能夠滿足對於活動、效率與舒適的要求。以下是你必須知道的五件事，我們從下到上介紹。

1. 地板選擇　如果工作站下方的地板非常硬，你可能會為了舒服一點而動來動去。這聽起來似乎是好事，但也代表你的腳可能因地板太硬而受苦。你可以自己感受一下。如果幾天後覺得疼痛，你可以穿緩衝功能更好的鞋子，或是鋪上一小塊地毯或健身瑜伽墊。市面上也有賣各種抗疲勞墊，專為久站的人設計。在堅固表面站著不動，腳很快就會不舒服。

2. 桌面高度　許多固定高度的立桌通常為 102~107 公分。還有一些可調整的解決方案（即升降工作台），可放在原本桌子或自製桌子上，令你更彈性地調整桌面高度。正如大家所知，每個人的身體都是獨特的，因此不要執著於特定尺寸。相反地，可以使用這個經驗法則：以正確的站姿站立（詳見第 4 點）。彎曲手臂，讓前臂與地板平行。你的桌子應該比手肘高度再高約 2.5 公分（以配合鍵盤高度）。我們說應該而非必須，因為你需要自己感受。如果感覺不對的話，代表要調更高（這就是書本派上用場的地方）或更低。如果你想入手高度固定的立桌，要特別謹慎。你可以把鍵盤放在書上來增加高度，但無法降低。

3. 協助變換姿勢的配件　我們認為，除非配有可以讓你轉換姿勢的設備，否則工作站就不完備。酒吧老闆早就發現，如

果想要讓客人逗留更久並花更多酒錢，就必須準備可以倚靠的吧檯與放腳的地方，以減輕腰椎部分負擔。這就是為何每家酒吧的吧檯底下都有欄杆。傚效酒吧老闆的作法可以提升站立時的舒適度，因為這能協助你變換姿勢，從而站更久。在身後放一把高腳椅（椅面最好扁平並為四方形，高度約在胯下），這可以提供一道平面，讓你偶爾向後靠，稍微坐著（比完全坐著好，你仍需稍微努力維持平衡），或把腳放在上頭。當你往後靠或坐著時，姿勢應該比較像是半站半坐。我們推薦的另一個工作站配件是足部支撐，可以像吧檯欄杆一樣協助撐起一隻腳，讓你更舒服地站著。你可以使用高腳椅下方的欄杆或椅面來抬高一隻腳（將腳放在椅面上，讓膝蓋休息一下），或是在桌子下方放置一個盒子或斜板。另一個桌下選項是「足鞦韆」（fidget bar），也就是會擺動的腳踏桿。如果你的周遭有合適的配件，身體自然會找到使用的方法，藉此減輕負擔並保持平衡。

4. 正確的站姿　使用立桌的目的是增加活動，因此在站立訓練期，你將自然而然採取許多姿勢。但直立站著時，最好的姿勢是基準足部位置（詳見第 123 頁）。複習一下，舒服的站姿，指的是腳掌朝前，雙腳位於髖部正下方，身體一半重量放在蹠骨球上，另外一半放在腳跟上。此外，如果低頭看的話，你的腳踝應該位於腳掌中線上，而不是往內側、外側、前方或後方塌陷。如果腳踝傾向任何一邊，或者雙腿內八，就表示姿勢不太理想。

5. 過渡至站立需要時間　當我們說「你的比賽才剛開始」時，我們是認真的。你必須像訓練馬拉松一樣學習使用立式工作站。你不會從整天躺在沙發上直接跳級到跑 42 公里全馬，

同理，你也不應該從久坐二十年一下子變成每天站立八小時。這樣做會讓你非常痛苦。許多態度過於積極的人認為他們找到維持健康的關鍵，最終卻因過程痛苦而按下降低立桌的按鈕，且永遠不再升高了。因此請慢慢來，從每天站半小時開始，按照你舒服的速度增加時間。

動態坐姿

我們理解有些人不打算或無法使用立式工作站。我們也必須承認，多數人坐下時基本上是不太會動的（除了手指快速敲擊鍵盤）。不要讓這成為你的習慣模式。坐著並增加活動是可以做到的！這不僅是我們的看法，勒凡實驗室 2016 年的一項研究顯示，使用促進身體活動的椅子或斜板可增加 20% 的熱量消耗。因此，無論你是一直坐著或坐立交替，以下是一些維持活動的方法。

呼吸

此指引和活動的關係不大，強調的是你必須避免自己像蝦子一樣蜷縮在座位上，這會對脖子、肩膀與背部等部位帶來壓力。坐著的時候，請確認身體姿勢組織良好，足以讓你深呼吸。如果不能深呼吸，代表姿勢不利活動。一旦呼吸順暢，就可以開始思考如何動得更多。

準備好設備

幾年前，有位作家（已寫了兩本暢銷回憶錄，即將展開第三本）向我們尋求建議，他想要設立一間辦公室。立桌不在考慮範圍，因為他必須坐著才能專心，但他也意識到寫書時全程坐著會危

害身體。事實上，他已經久坐了很長時間，影響到他的高爾夫球表現。我們向這位作家推薦兩項設備，幫助他在坐著時能夠動得更多。第一項是足鞦韆。這類腳踏裝置在市面上很常見，用腳擺動或用力推時，它們會提供一些阻力（如前所述，也可安裝在立桌下方）。另一個促進活動的設備，則是能夠讓軀幹做更多動作的座椅。最近出現一種新的座椅，稱為「動態座椅」（active seating），包括能促進坐姿活動度的椅子、凳子與球。我們並沒有特別偏好的產品，只有一個準則：座椅不該是讓你攤在上面的舒適凹入空間。

站起來

棒球比賽在第七局有中場休息時間，你每半小時也該從座位起身伸展一下。想辦法提醒自己每三十分鐘就要如此，例如設定電腦提示或手表鬧鐘等，重點是要確實遵守。每次至少一分鐘，你可以起身伸展，走去盥洗室或休息間，或是在辦公室附近繞一圈。如果無法站起來，那就利用半小時的提醒訊號，在自己座位上活動一下。

休息做鬆動術

你在桌子旁邊可以做一些簡單的鬆動術，協助抵消久坐的影響。跪姿等長運動（詳見第 102 頁）能協助減輕脊椎壓力與加強髖關節伸展。坐著時也可做平台鴿子式（詳見第 53 頁）的變化式：坐在椅子上，將左腳掌平放在地板上，抬起右腿並將右腳踝放在左膝上，令雙腿呈現數字 4 的形狀。雙手放在右腿上，軀幹稍微往前傾，然後向左轉，再向右轉。在這兩個位置輪流交替，持續兩分鐘或更長時間。一邊做完再換另一邊。

10

發揮你的超能力：睡眠

評估：計算睡眠時數
身體練習：更好的入睡計畫

這是本書最後一項生命徵象（睡眠），但重要性不亞於前面幾項。我們不會說缺乏充足睡眠，本書其他身體練習都沒有意義，但睡眠確實是關鍵核心，是一切的根本。充足睡眠不僅以各種方式支持身體（從心血管健康、認知功能到如何感受疼痛等），也讓你有精力遵循我們迄今提供的所有建議。如果睡得好，除了更可能執行其他九項生命徵象的身體練習，也能從中獲得更多好處。

睡眠時身體會從壓力中恢復，大腦會整合新資訊，對於維持整體健康也十分重要：前十五大死因裡有七個與睡眠不足有關。基於上述原因，身體會努力提醒你必須睡更多。回想一下疲憊時的感受：行動遲緩、喪失動機與活力。這可能影響你做的每一件事，包括關於身體健康與活動度的決定。疲勞時，你更容易亂吃並放

任坐姿走樣。

當然，你不會每次蠟燭兩頭燒時都是這副模樣。人體的容忍度極高，我們可以維持奇怪姿勢、吃得很差、幾乎不睡，而身體依然能夠運作。謝天謝地，如果人體不能容忍任何失誤，一旦生病、懷孕或是投入忙碌工作，便很可能遭遇大麻煩。但勉強度日與活得精采是兩回事。同樣的，短期與長期（數週、數月甚至數年）忽略重要事物的後果也有差異。今天造成的傷害沒有立即感受到，也可能於日後顯現。

睡眠基金會（Sleep Foundation）的數據顯示，35% 的人每晚睡不到七小時。多數人或許希望睡更多，但遺憾的是，有部分人很驕傲自己睡很少。商業刊物喜歡表揚那些每晚僅睡四小時卻能表現優異的執行長與政治人物。美國前總統柯林頓就是出了名的不愛睡覺（直到他接受四重心臟繞道手術，這僅是巧合嗎？或是壓力過大與基因遺傳所致？或許是以上因素共同促成），他的大學教授告訴他，傑出人士需要的休息時間比一般人少。一小部分的男性與女性（研究人員稱為「少睡菁英」）可能出於基因的緣故，可以每晚睡不到五小時卻表現正常。但睡眠專家表示，這些菁英所占比重不到人口的 1%。我們無意冒犯，但你可能不是其中一位。至少我們知道，我們絕不是其中一員。事實上，幾乎所有人都需要七～九小時的睡眠。在你忍不住自誇「我昨晚只睡四小時」之前，請考慮一下同事與老闆的想法：「哇，你今天效率一定最低，不只毫無貢獻，還拖累公司績效！」

雖然沒有人會說新冠大流行是好事，但疫情的影響之一是改變了大家工作的方式，並讓許多人獲得更多睡眠。目前尚不清楚情勢會如何發展，但在疫情爆發前，缺乏睡眠顯然是全球普遍存在的

問題。美國疾病管制與預防中心將失眠問題視為公衛危機。

你可能已經發現我們對於睡眠這個主題非常熱衷。我們希望透過分享睡眠應該列為優先事項的各種原因，以及如何放慢節奏以獲得充足睡眠的一些建議，將「睡眠擺第一」的心態傳遞給你。大家都清楚該如何奮勇前進，但很少人知道如何以健康的方式結束一天，兩者之間缺少平衡。我們不妨學習越野賽車手的策略：全力衝刺，然後猛踩煞車。為了達成此目標，我們將提供一些簡單的睡眠策略。

現在讓我們了解一下你的狀況。我們的評估將協助你真正了解自己每晚平均睡眠時數。

評估：計算睡眠時數

每當我們與個人或團體合作，不論他們的身分為何，是職業運動員、菁英軍人、業餘運動員，甚或完全不運動的人，我們都會問他們每晚睡多久。大家經常會多報或少報睡眠時間，所以後來我們要求大家確實計算。這也是我們現在要求你做的事。請誠實計算你的睡眠時數。這不是指在床上待了多久，而是實際入睡的時間。同樣重要的是第二天的感受。每晚平均睡八小時很好，但睡眠品質同樣關鍵。

我們的評估有其局限。在診所或醫院由醫療專業人員主導的睡眠研究，不僅可以知道你是否獲得足夠睡眠，還能追蹤你是否經歷不同的睡眠階段（後面將詳細介紹），並協助判斷是否存在任何睡眠障礙。你也可以透過穿戴式睡眠追蹤裝置，獲得一些關於睡

眠階段與夜間干擾的資訊。市面上有很多品牌可供選擇。你也可以使用放在床上的非穿戴式睡眠追蹤器，例如 Sleepme+，它可以監測所有提供良好夜間睡眠的因素，同時調整床墊溫度以延長深度的快速動眼期。這些設備（無論可穿戴與否）通常追蹤動作與心率，並於早晨提供關於睡眠時間與品質的最新資訊。這些資訊非常有用，我們全力支持你取得更多數據，而睡眠追蹤器很棒。但我們也相信，只計算睡眠時數並留意次日感受，便可以讓你看清許多事實。先取得你的睡眠時數，然後我們再展開下一步。

準備工作

計算三個晚上的睡眠時間，加總後除以三。我們建議包含週五或週六晚上，如此便可知道平日與週末的睡眠時間是否有顯著差異。除了床與紙筆外，不需要其他工具。建議在床頭櫃放一本記事本，半夜醒來時便可記下大概的時間。最好不要等到早上再記，那時可能已經忘記時間了。

測試

測試很簡單：關燈上床睡覺。第二天早晨計算睡了多久，扣掉半夜醒來的時間（不論是去洗手間或僅是清醒躺著）。也嘗試估計自己入睡要花多久時間，並將這段時間扣掉。這或許不完美，但至少是不錯的估算（如果有睡眠追蹤器更好，請使用）。用三個晚上完成測試，其中一晚最好是週末或隔天不必工作。目前的計算暫不考慮白天打盹，我們稍後會討論。

每天醒來後，也要評估白天的精力狀況。在中午前是否昏昏欲睡？早上是否需要咖啡因提神？

解讀結果

將每晚睡眠時間相加，然後除以三，這個數字就是你的得分。

如果每晚睡眠時間不到七小時，那就是睡眠不足。我們很樂意拍拍你的背並說：「好吧，至少你還有睡一些。」但這不是我們追求的目標。我們深信如果大家都睡眠充足，這個世界將變得更健康、友善。不要滿足於現狀！如果你每晚睡七個小時，但到了上午十點或十一點想打瞌睡（只能靠咖啡因提神），那請思考一下，或許你就是需要八或九小時睡眠的人。如果你睡眠時間偏長卻依然感到疲憊，請和你的醫生聊聊。

何時該重新測試？

每天晚上！你每晚都會上床睡覺（合理推測），請順便記錄每晚睡眠時數。

睡眠的重要性

當我們感到疲憊時，大部分人會硬撐。但如果觀察兒童沒睡飽時的行為，便能一窺睡眠不足時身體的真實反應。我們的女兒還小時，我們將睡眠視為優先要務，確保她們在固定時間就寢並且午睡。我們就是這一類父母，而這帶來不錯的回報。她們總是得到大人讚美，「你的孩子好乖喔，真是好孩子。」我們總是相視而笑，因為我們在育兒其他方面可能通通不及格，但因為孩子睡得好，她們的情緒波動不會過於劇烈。

小孩滿兩歲前行為很難預測。但隨著年齡增長,當他們倒在地上,開始發脾氣、哭泣與吵鬧時,通常是因為累了。身為成年人,我們不可能這樣,儘管在我們筋疲力盡時,大多數人可能也想要捶地板。如果你每天都想這麼做,那就是大腦在告訴你:你沒有善待自己的身體。

睡眠(充足、高品質)非常重要,我們甚至可以寫一整本書來討論。事實上,已經有許多人這麼做,其中最著名的是沃克(Matthew Walker)博士所寫的《為什麼要睡覺?》(*Why We Sleep*)。沃克是加州大學柏克萊分校的神經科學暨心理學教授,並擔任「人類睡眠科學中心」主任。容我們總結他的理論,你便會知道為何我們將睡眠定為生命徵象 10。

大腦可說是身體最重要的器官,沒有大腦,一切都無法運作。大腦依賴睡眠來完成任務,這是我們將睡眠視為優先要務的主因。睡覺時,大腦將重新整理一切,為明天即將到來的新資訊騰出空間。睡眠也令大腦得以產生記憶並強化學習(包括挑戰智力難題與提升動作技巧等)。

沃克做過許多有趣的睡眠研究,其中一項是要求右撇子受試者學習以左手打出數字序列。沃克先讓他們練習這項動作技能一段時間,然後在十二小時後測試。其中一半參與者在晚上練習,並在測試前睡了八小時。另一半則是早上練習、晚上測試,中間沒睡覺。猜猜哪一組人在測試中表現較好?答案是睡過一覺的人。當另一組睡覺後再接受測試時,進步幅度類似。沃克的結論是,練習,以及睡眠,造就完美。

這便是為何大家公認運動員在滿足睡覺的需求後，表現更好、反應更快，受傷機率也下降。此資訊與大家密切相關。如果你打算和孩子一起玩球或騎自行車，你會希望一切處於最佳狀態。即便你的運動細胞僅限於打掃房屋或是稍微整理庭院，你的身體仍需要活動，而良好睡眠有助於改善活動能力。

大腦在活動裡扮演的角色不僅於此。沉睡時，身體也會汰換與活動相關的組織細胞、修復肌肉並促進肌肉生長。睡眠不足會導致肌肉強韌的程度下滑，也會導致胰島素敏感度變差，連帶導致組織更容易發炎，你對於費力活動的耐受程度因此降低。

你對於目前肌肉骨骼疼痛的感受，也可能受睡眠習慣影響。睡眠不足可能發生兩種情況。其一是你感受疼痛的大腦部位變得更敏感。於此同時，降低疼痛感知的區域（有點像是你體內的阿斯匹靈）活化程度下降。相反地，往好的方面看，如果週一背痛，一夜好眠可以降低週二疼痛的程度。當有人因疼痛問題找上門時，我們問的第一個問題就是他們的睡眠時數。睡眠是抵抗疼痛的第一道防線。

如果將視線放遠，綜觀全局，睡眠對於整體健康也很重要。睡眠在日常生活中協助維持免疫系統強健，保護你免於普通感冒等病毒侵襲。2015 年，由加州大學舊金山分校領導的研究團隊發現，無論年紀大小，每晚睡眠時間不到六小時的人，感冒的風險增加四倍。新冠病毒大流行期間也有許多有趣的報告出爐，其中一項來自北京的研究指出，感染該病毒的前一週睡眠時間越短，病患的症狀就越嚴重。該研究還發現，位於活動光譜兩端的人（久坐與過勞）感染該疾病的機率較高。

值得注意的是，也有大量研究指出睡眠不足可能導致壽命減少與罹患許多危及生命的疾病，包括糖尿病、肥胖、憂鬱症、心臟病與中風等。在實驗室的環境裡，研究人員得以觀察睡眠不足為何可能引發這些疾病。舉例來說，受試者若僅獲得一半的睡眠時間（四小時），體內的皮質醇（進入戰鬥或逃跑模式的荷爾蒙）水平會升高、對胰島素的敏感度下降，且出現更多發炎，這些全都會導致血糖水平上升（糖尿病常見症狀）。睡眠不足也可能危及心臟。睡眠為心臟提供了休息時間，這顯現在入睡時心率減緩，血壓在睡眠期間也下降。睡眠不足時，心血管系統將持續高速運轉，沒有足夠時間恢復。

睡眠也會影響食欲，干擾生命徵象 6（長壽飲食）。眾所周知，睡眠不足可能導致體重增加，且更容易選擇不健康的飲食，研究人員已逐漸梳理出背後原因。其中一個可能是，清醒的時間越長，越可能感到飢餓並進食。研究顯示，睡眠不足的受試者晚上的進食量通常比睡眠充足的人多。他們攝取的總熱量也比較多，根據 2021 年對 54 項睡眠研究的統合分析，每天大約多 204 大卡，這聽起來可能不多，但幾週、幾個月累積下來非常可觀。

這涉及一些生物化學作用。美國威斯康辛州的一項睡眠研究為期十五年，研究人員發現：短眠者（每晚五小時）的食欲相關荷爾蒙水平與長眠者（每晚八小時）不同。短眠者的瘦體素（能抑制食欲）水平較低，飢餓素（能刺激食欲）水平較高。另一項研究檢視睡眠對於內源性大麻素的影響。內源性大麻素（如名稱所示）是一種神經傳遞物質，具備與大麻相似的特性，包括影響食欲等。美國芝加哥大學研究人員在男性與女性受試者睡了 8.5 小時與 4.5 小時後，測量他們的內源性大麻素水平與飲食攝取量。每次睡眠「劑量」的測試時間為連續四天。小劑量睡眠使得內源

性大麻素的自然升降節律發生變化，這或許能解釋為何睡眠時間減少時，受試者更容易吃更多「高度美味點心」（「垃圾食物」的科學用語）。研究人員指出，當人們感到倦困時，更難抵抗零食的誘惑。

「我試過所有方法了」：若你還是無法入睡

失眠是普遍問題。約 10~30% 的成年人深受長期失眠困擾，老年人的比率更高，達到 48%。這已經是公衛危機了。治療失眠不是我們的專業，如果真的無法入睡，我們鼓勵你進行睡眠檢查，找出可能原因。但在諮詢睡眠專家前，我們確實可以給你一些建議，或許能夠幫上忙。

首先，仔細看一下生命徵象 10 的身體練習，逐一檢視清單並嘗試**每一項**策略。我們見過許多睡不著的人，他們以為已試過所有方法，後來才發現並沒有。因此，請考慮所有變項，包括活動、光線、聲音、科技與日常事務。所有方法都試試，特別是學會放鬆。睡前稍微做一下鬆動術，絕對有助於身體準備好入睡。

飲食攝取也要注意。酒精會讓睡眠的困擾更嚴重（詳見第 268 頁）。我們看到很多人白天依賴咖啡因提神，晚上靠安眠藥入睡。這種惡性循環或許能讓你獲得一些睡眠，給予白天感覺清醒的假象，但安眠藥誘發的睡眠品質欠佳，無法與正常睡眠（協助強化大腦學習與記憶）的效果相比。你終究會發現，這種「自我藥療」的循環毫無效果，也不太可能解

決失眠問題。

當我們睡不著時便會提到「失眠」這個詞彙，但失眠其實是一種醫學疾患。有時可能僅是因為你正經歷一段困難時期。如果處於高壓階段（所有人都會遇到），便可能影響睡眠，包括疾病、死亡、離婚、工作與家庭壓力等。事情就是這樣。有時候只需要熬過難關，然後在情況允許時恢復良好睡眠習慣即可。

你也可以留意自己是如何應對睡眠問題，這可能帶來不同結果。舉例來說，凱利職涯初期合作的一位醫生患有長期失眠，二十年來難以一覺到天明。他睡四個小時就會醒來，然後躺兩個小時，咒罵自己今天運氣很差，擔心損失的睡眠補不回來。最後，他決定接受失眠的事實。他會起床並離開臥室，在柔和光線下閱讀，直到睡意再次襲來，回到床上再睡幾個小時。他發現這改變了一切。躺在床上懊惱自己睡不著沒有任何幫助，用一本書轉移焦點卻很有用。這是最完美的狀況嗎？當然不是。但任何讓你忘卻失眠的事物（無論是有聲書、輕柔音樂或冥想應用程式，甚至是數綿羊），可能都有幫助。我們也是 Brain.fm 的愛用者，這是一款科技感十足的應用程式，提供誘發不同情緒與感覺（包括催眠）的音樂。

身體的煞車系統

當你筋疲力盡、疲憊到難以睜開眼睛時，一上床就能倒頭大睡，此時睡眠可說是全世界最簡單的事。但身體系統減速至近乎停止的過程很複雜，從清醒到入睡以及熟睡數小時期間，有很多事情發生（失眠的話，那就是很多事情沒發生，詳見第 260 頁〈「我試過所有方法了」：若你還是無法入睡〉。

睡眠的需求是由各種生物因素共同促成，其一是晝夜節律，也就是身體內部循環週期約 24 小時的生理時鐘，主要受環境中的事物影響，比如光線。這個內在警報系統會觸發其他生理機制，幫助你在早晨醒來，並在一天結束時感到倦困。人類都擁有類似的晝夜節律，但彼此並不完全相同，這也解釋了為何你是夜貓子，而你的朋友偏好早睡早起。兩者沒有哪一個比較好，重點是睡夠，而不是何時睡覺。

另一個觸發睡眠的重要因素是「恆定系統裡的睡眠—清醒驅力」（homeostatic sleep-wake drive），會與晝夜節律共同合作，正如其名，能促使你入睡並於數小時後醒來。在這翹翹板上，睡眠的一端（睡眠壓力）是由腺苷所觸發，這種化學物質可以讓神經系統的清醒區域平靜下來，同時喚醒睡眠區域。如果你熱衷於生理學，肯定會對上述機制感到好奇；若你是咖啡因愛好者，更得弄清楚背後道理。咖啡因會與腺苷競爭受器，阻斷腺苷，令你無法產生睡意。

咖啡因能提振精神，因而深受歡迎，褪黑激素補充劑則因提供相反的功能而受到喜愛，但有時遭到誤用。褪黑激素是一種荷爾蒙（身體能自行製造），當黑暗降臨時開始在血液中升高，隨著天

色轉亮而下降。褪黑激素以此協助調節晝夜節律，但並不具有鎮靜效果（非處方藥版本的褪黑激素也無此功能，雖然許多人期待它有）。我們並不是說褪黑激素沒有用處。研究顯示它有助於改善因睡眠－清醒週期改變引起的時差與睡眠障礙。

當一切進展順利，你睡得很熟並睡滿約八小時，身體將經歷四個睡眠階段，每個階段各有作用，令你日常功能運作良好。前三個階段統稱為「非快速動眼期」睡眠。在前兩個階段，你進入淺眠，身體與大腦開始放鬆，肌肉鬆弛、呼吸與心率減緩。當你來到第三階段的深眠，身體開始從白天受到的損害中恢復，肌肉修復與生長，大腦為新的記憶與資訊騰出空間。然而，大腦真正工作的時刻是在第四階段「快速動眼期」睡眠，此時大腦非常活躍，產生栩栩如生的夢境、創造記憶，並強化白天獲得的訊息。

你的身體整個晚上在非快速動眼期與快速動眼期的睡眠之間來回切換。兩者都非常關鍵，這就是為何睡滿七～九個小時如此重要。短眠者可能失去大量非快速動眼期或快速動眼期睡眠（或兩者都失去），以及它們提供的好處。值得注意的是，快速動眼期睡眠不足可能與中老年人死亡率攀升有關。儘管原因尚不清楚，但研究顯示：每減少 5% 的快速動眼期睡眠，死亡率便增加 13~17%。

這類可怕的數據令我們十分重視睡眠，甚至到了有些偏執的程度。這並不是說我們已經達到完美狀態。我們兩人睡覺時都很容易受到干擾，即便臥室全暗、戴著眼罩，凱利依然可以感覺到女兒在房屋某處忘了關燈，茱麗葉則容易因為緊張而驚醒。但夜間醒來其實非常正常，而且隨著年齡增長，晝夜節律與荷爾蒙分泌發生變化，這種情況只會越來越常見（困難的是再次入睡，詳見

第 260 頁）。

你可能沒意識到自己半夜經常醒來，只是對於早上起床後沒有感覺神清氣爽感到不解。幾年前，知名綜合格鬥家金斯伯里（Kyle Kingsbury，他也主持播客節目 Kyle Kingsbury Podcast）來我們家作客。他當時家裡有幼兒。他抱怨說：「我真的不懂，我每晚躺在床上九個半小時，早上醒來還是覺得很累。」金斯伯里後來買了一支手表追蹤睡眠狀況，才發現自己因為寶寶每晚醒來約三十五次（並不全是因為嬰兒把他吵醒，只是出於新手父母的緊張，他會擔心「我的小孩還活著嗎？」）。他說「這讓我感覺好多了，因為我終於知道原因了」。

鑑於「睡得像嬰兒一樣」通常只發生於嬰兒（有些嬰兒也睡不好），所以我們用盡一切方法，以確保獲得更多高品質睡眠。這些策略稱為「睡眠衛生」，是一套背後有證據支持的行為，能幫助身體與大腦放鬆，進入不中斷與足以恢復精神的睡眠狀態。大多數醫生會提供這些寶貴建議，而非以安眠藥治療失眠。我們相信並堅持遵循這些作法，一旦你將它們納入日常作息並獲得一夜好眠的好處後，你肯定也會成為忠實信徒。這些行為就是生命徵象 10 的身體練習。接下來，我們將列出這些行為，並解釋為什麼值得你全心投入。

身體練習：更好的入睡計畫

閱讀有關睡眠的各式書籍、請教任何睡眠專家，都會得到相同的建議：建立良好的睡眠習慣是成功睡眠的關鍵。我們可以告訴你，這不僅是睡眠專科醫生的意見。根據個人經驗，我們發現每晚照

著睡眠衛生守則做確實有效。重複給予身體相同的提示，你會發現自己更容易入睡，也更有可能一覺到天明。以下是我們建議的十項最佳作法，協助你維持良好的睡眠衛生。

1. 固定時間睡覺與起床，即使週末也一樣

我們盡量每晚都在同一時間上床睡覺，每天早上在同一時間起床，如同需要嚴格睡覺常規的幼兒（至少我們會這樣規定小孩）。週末可能允許一些彈性，但不能太多，而這是有原因的。睡眠週期十分仰賴習慣。維持相同的作息時間，晚上會更容易入睡，早上更易醒來。此外，週末睡到中午無法完全補足平日欠缺的睡眠。同樣的，白天打盹也不是很好的解決方法。小睡片刻可能有好處（如果時間超過三十分鐘，你可能進入協助身體修復的深層睡眠階段），但不足以彌補夜間睡眠不足。此外，日間小睡還可能使得晚上更難入睡，導致惡性循環不斷延續。如果想要午睡，請在下午三點前。

2. 白天多活動

如果你有執行本書介紹的各式身體練習，那你已經在做這件事了（特別是你按照生命徵象 4 建議的方式走路）。如果你需要複習一下走路與睡眠的關係，請參考第 115 頁。（簡言之：走路會令身體疲勞，白天走路有助於維持晝夜節律正常運作。）順帶一提（剛好現在主題是運動與睡眠），我們經常被問到晚上能否運動。這可能不是好主意，其中一個原因是運動會提高身體核心溫度（稍後會談到）與覺醒程度，可能導致更難入睡。但其中涉及太多變項，包括運動距離睡覺時間多近、個人生理時鐘是偏夜貓或早鳥等。運動的重點不

在何時做，而是有在做。如果運動令你睡不著，請嘗試調整行程並牢記一點：早上做有氧運動有助於調整晝夜節律。但請不要自動認定晚上運動是壞事，永遠要傾聽身體的聲音。

3. 謹慎攝取咖啡因

無論是從咖啡、茶、巧克力、能量飲料或其他來源（即便是無咖啡因飲品，也含有一些咖啡因）攝取咖啡因，都需要一些時間，身體系統才能代謝掉，且時間可能比你預期長得多。身體需要四～六小時才能代謝一半的咖啡因（每個人代謝速度不同）。此外，雖然咖啡因在血液中的濃度達到高峰後，阻斷睡眠的能力會下滑，但數小時後依然可以令你難以入睡。研究發現，睡前六小時內攝取 400 毫克咖啡因的人，平均失去一小時的睡眠。這相當於 4 杯 240 毫升的咖啡（咖啡因含量會因萃取方法而有差異），或是一杯星巴克特大杯咖啡。每個人都是不同的個體，你必須發覺自己超過哪個時間就不能再攝取咖啡因。凱利是下午四點，茱麗葉是下午兩點。多嘗試幾次，便能找出自己的時間點。

4. 房間內不要有科技產品；睡前少用

如果你有智慧型手機，可能不需要多解釋。這些長方形的小型裝置供應新聞與八卦、協助聯繫親友、提供工作資訊與各式娛樂，還具備日曆與監控健康的功能，實在難以抗拒。這可能令你一直滑手機到深夜，然後它會「貼心地」在凌晨兩點傳來倫敦朋友的訊息與新聞通知將你吵醒。但這只是其中一部分。

我們在本書不斷談論現代科技的副作用如何使我們遠離身體本能該有的行為。我們不太會將燈泡視為現代科技（自 19 世紀以來便存在），但即使是這種文明生活裡無所不在的發明，也對我們的身體帶來影響，人為地延長了一天活動的時間。你應該還記得：褪黑激素（引發睡意的火花）的分泌是由黑暗觸發。人造光會抑制褪黑激素分泌，導致自然的睡意延後數小時。我們現在已經非常習慣這一點，上床時間比沒有燈光的祖先晚上許多，但現代更多的光線（藍光 LED 已成為今日標準配備）對睡眠帶來更大干擾。藍光（也就是電視、遊戲機、智慧型手機、平板電腦與電腦發出的光）的清醒效果比白熾燈大。即便關掉電燈，包圍你的 LED 光依然向大腦傳送讓你清醒的訊號。關掉所有裝置後，清醒會持續一段時間，因為褪黑激素要努力趕上，可能要過一陣子才有睡意。這不可避免地導致整體睡眠時間減少，特別是快速動眼期睡眠變少（有研究背書）。

如果你的床頭燈使用 LED 燈泡，請換成白熾燈泡。睡前減少藍光暴露是解決睡眠問題的第一步。房間內不要放科技產品，並在睡前二～三小時關掉所有科技裝置，也是避免睡眠干擾的「理想」方式。這裡說的是「理想」，因為我們知道看電視是大家最喜歡的晚間活動。我們並不是說都不要看電視，但你現在已經知道藍光會影響睡眠，就要仔細評估夜間使用科技的後果。你是否因為熬夜熬到太晚，好不容易關掉科技裝置卻難以入睡？請調整使用科技產品的習慣。舉例來說，我們新家的臥室牆上掛著電視。我們之前從未在臥室放電視，所以覺得有點興奮。大約一個月後，我們發現自己為了看節目而熬夜，於是把電視從牆上拆下來。從此以後，我們的臥室裡沒有任何科技產品。

但這只是我們的作法。我們承認這實在太嚴格。最低要求是，如果一定要把手機放在床頭櫃，睡覺時請設定成「勿擾」模式。如果你不想拆掉臥室的電視，或是想繼續舒服躺在床上看電視，那請制定宵禁：睡前至少半小時就要關掉。不妨讀一本書，直到關燈，且必須是白熾燈。

5. 少喝酒（或完全不喝）

酒精是大騙徒，令你相信飲酒會睡得更好，卻害得你整夜翻來覆去。酒精是一種鎮靜劑，確實可能讓你感到倦困而入睡，但加州大學柏克萊分校神經科學暨心理學教授沃克表示，這並不是真正的睡眠。他在著作《為什麼要睡覺？》中寫道，「透過酒精進入的腦電波狀態並不是自然睡眠；相反地，類似輕度麻醉」。從這樣的狀態進入真正的睡眠時，通常會受到干擾，且順暢的睡眠週期也會陷入混亂，其中以快速動眼期睡眠受到的影響最大（身體系統分解酒精時釋放的化學物質會抑制該睡眠階段），最終帶來不好的結果。即便僅攝取少量酒精，也會損害大腦消化資訊的能力。

沃克建議，想要一夜好眠的話，最好不要喝酒。睡眠基金會警告，睡前四小時內不要飲酒。顯然這是個人選擇，可以根據自己的目標來決定。我們並不是滴酒不沾的人，偶爾也會小酌（大部分是為了慶祝）。但我們相信科學證據：酒精不僅干擾睡眠，也會阻礙部分的運動後組織修復與重建（在修復性睡眠階段），運動員要特別注意。美國運動穿戴裝置公司 WHOOP 蒐集旗下健身追蹤器的數據，得知用戶前一天飲酒後，心率變異性與靜止心率（恢復與健康的指標）會受到負面影響。

此外，WHOOP 公司與大學運動員合作一項研究，從中也發現僅喝一杯酒的運動員有時需要長達四～五天的恢復時間。茱麗葉從自己的睡眠追蹤器數據得知很多事情。她大概已有五週沒喝酒，且剛從新冠肺炎康復，然後和一些許久未見的朋友見面，喝了一杯。隔天早上，睡眠追蹤器顯示她的睡眠品質分數為 25（滿分 100）。一杯酒對睡眠的影響，比病毒還強烈（後者分數 32）。

6. 讓自己降溫

溫度是協助啟動睡眠機制的關鍵因素。晝夜節律促成睡眠的方式之一，是在睡前降低體溫。除了黑暗來到的刺激外，核心體溫自然下降約攝氏 1.5 度有助於促使褪黑激素分泌。你可將臥室溫度維持在攝氏 18 度來促成此過程，涼爽溫度也有助於提升睡眠品質。睡前以溫水泡澡或淋浴也有幫助（儘管聽起來違背直覺），水溫會使得血液流至皮膚表面並遠離身體中心，令核心得以降溫。泡澡與淋浴也有放鬆效果（家裡有浴缸的話，可泡個 10 分鐘溫水澡），幫助你輕鬆進入夢鄉。

「沖冷水澡可以調節體溫，進而改善睡眠」的說法聽起來很有道理，但測試此一假設的研究結果存在極大差異。在我們自己的睡眠實驗室裡，我們發現太靠近睡眠時間冰浴會令精神振奮（詳見第 211 頁的〈對比研究：熱療與冷療〉），但盛夏時節沒裝冷氣的家裡悶熱難耐時，我們睡前也會用冰浴來降溫。

7. 放鬆心情

我們的朋友帕斯利（Kirk Parsley）是醫生暨前海豹部隊成員，他建議設定睡前一小時的鬧鐘，好讓你有時間準備入睡。你可以趁這段時間關閉裝置（如果你還沒關機）、切換到閱讀模式（實體書）與做一些軟組織鬆動術，並泡個溫水澡或淋浴等。這可以幫助你從一天忙碌的行程中放鬆下來並更容易入睡。

8. 將臥室打造成黑暗、安靜的地方

如果你很淺眠，即便是關門最輕微的嘎吱聲響或是街頭一閃而過的車頭燈都可能將你驚醒，那就進行感官剝奪吧。遮光窗簾／布簾與耳塞是你的朋友。

9. 高估在床上需要的時間

在計算睡眠時數的評估裡，我們要求你扣除躺在床上清醒的時間。我們追蹤自己的睡眠時發現一件事，那就是我們以為的睡眠時數，其實經常會有一小時左右是清醒的。這令我們做了很大調整，因為意識到如果想睡八小時，實際上必須躺在床上九小時。所以聽到有人說「我晚上十點上床，早上六點醒來，睡眠總共八小時」，我們會回應「等一下，那可能僅有七小時」。

10. 外出旅行時，仿照平日睡前習慣

旅行（特別是涉及時差時）可能對於睡眠帶來挑戰。商務應

酬、度假行程等活動會打亂平常的睡眠節奏。我們當然明白有些晚上你僅能睡五小時，這是無法避免的。但你可以加強執行在家中的助眠作法來減少傷害，包括避免飲酒。

我們抵達目的地時，不會急切地尋找哪裡有健身房或是哪邊可以運動（旅行對身體而言已經夠辛苦了）。我們只會稍微散散步，讓身體疲勞以幫助睡眠。如果我們有時差問題，也會在白天接觸陽光以調整至當地時間。然後到了睡覺時間（即便比平時晚），我們會遵照平常的就寢習慣：拉上遮光窗簾、戴上眼罩與耳塞，並關閉手機與其他科技裝置。我們已經受到制約，就像俄國生理學家巴夫洛夫訓練的狗（餵食前先發出鈴聲，令小狗聽到鈴聲就流口水），大腦會將這些事物與睡眠連結在一起。

一窺我們的房間

正如我們先前坦承的，我們對睡眠有點執著，所以你可能想像得到，臥房反映了我們有多熱衷。讓我們為你描繪房間的樣貌，首先是遮光窗簾，確保光線不會從窗戶透進來。我們會戴上眼罩，進一步確保黑暗。同時也會戴上耳塞。有時也會用膠帶封住嘴巴（和你想像的性感畫面不太一樣吧？）。

不僅如此，我們也會控制床墊的溫度。凱利天生體溫高，他使用有冷水流經的涼爽墊以防止體溫升高。墊子在天快要亮時會自動調整，令他一覺醒來不會感覺像冰塊一樣。在床的另一邊，茱麗葉有一條附有體溫調節裝置的重力毯，以免她感到太冷或太熱。市場上有很多類似的睡眠配件（包括智慧床墊），高科技裝置可以解決體溫差異帶來的婚姻紛爭。

我們承認這一切有點誇張，但睡眠是我們的首要任務。你不必花大錢購買裝置來控制體溫或其他因素。一部小型電風扇或一條浸濕後冰凍的毛巾（蓋在軀幹或塞進腋下），便能有效幫助你冷卻身體並入睡。睡眠眼罩與耳塞的價格便宜。如果你需要舒緩的聲音幫助入睡，白噪音助眠器也不是很貴。從我們的睡窩可以發現一件事，那就是臥房不必墨守成規。找到能改善睡眠的裝置，然後適當的使用。

讓一切發揮功效

24 小時活動安排與 21 天動起來挑戰

如果你出生於幾千年前，根本不需要問這個問題：「我要如何抽出時間做這些身體練習呢？」這些事物早已成為日常生活的一部分。然而，來到 21 世紀，多數人過著忙碌的生活，有些人甚至不習慣花時間照顧自己。

我們想出「24 小時活動安排」的方法，好將所有事情整合起來。此名稱背後的涵義是，照顧機器（我們的身體）就是一整天的工作。我們設立行程並確實遵循，某些日子可能沒有那麼嚴格，忙碌時可以有部分彈性，因為不可能凡事都做到完美。但整體來說，我們發現在白天與晚上制定一套行為準則，有助於我們往正確方向前進。

每個人的情況都不一樣，就像我們上一章討論的夜貓與早鳥。你的一天可能不像我們的一天。甚至我們自己的每一天也都不一樣，因為我們展開每一天的方式略有不同。但所有人都可以使用一項策略，那就是檢視一天的行程，問問自己：「我能運用的時間有多少？」對多數人而言，那就是早上九點前或下午五點後（效率高的人可能多出一、兩個小時），以及部分午餐時間。一旦確定了時間範圍，你就可以開始安排必須做的事情。

我們知道有些人看完本書後會訂定自己的計畫，將各種身體練習視情況融入一天行程裡。但是對於那些喜愛正式課表的人，我們希望提供兩項東西。其中一項是「24 小時活動安排」，也就是一天之中該如何活動的範本。另一項則是「21 天動起來挑戰」。

多年來，我們為自家公司 The Ready State 會員創造出許多挑戰，每一項都對應不同的體能元素（例如騎室內腳踏車或深蹲）。此處的「21 天動起來挑戰」專為本書鬆動術與身體練習而設計，希望發揮路線圖的功能。此挑戰將幫助你嘗試所有項目，以決定哪些需要加強（列為首要任務），以及哪些可以少做一點。方式是循序漸進的，一開始有十天時間執行各項測試，同時慢慢加入各式身體練習與鬆動術。我們總是將我們提供的這些挑戰視為機會，協助大家將新習慣融入自己的生活。這個挑戰也不例外。透過本書，你已取得如何打造耐用身體的知識，這樣的身體能讓你充滿活力且無痛地做任何想做的事。現在該是動起來的時候了！

24 小時活動安排

時間	活動
早上 6:00	早上醒來。喝一大杯水,加一點海鹽與檸檬。悠哉地做事,準備小孩的午餐。
早上 6:30	運動前暖身,包括一些鬆動術與呼吸練習。開始運動。
早上 7:30	運動結束。送小孩出門。再做一些鬆動術。散步作為收操(3 千步)。
早上 8:00	吃早餐(蔬果與蛋白質單日攝取量的三分之一)與喝咖啡。準備午餐帶去上班。穿好衣服迎接新的一天。
早上 9:00	開始工作,使用立桌辦公。打電話時順便走路(1 千～2 千步)。在工作休息時間做一些平衡運動。
中午 12:00	吃午餐(蔬果與蛋白質單日攝取量的三分之一)。飯後散步(3 千步)。
下午 1:00	繼續上班,使用立桌辦公。限制咖啡因攝取的時間到了,今天不能再喝咖啡。
下午 5:00	下班回家。進行今天最後一次散步(3 千步)。
下午 5:30	做晚餐(蔬果與蛋白質單日攝取量的三分之一)。
晚上 6:30	與家人共享晚餐。
晚上 7:30	洗完碗就是家庭時間。坐在地板上看電視,放鬆心情。
晚上 8:30	關閉科技裝置。泡熱水澡或溫水淋浴。進行十分鐘軟組織鬆動術。
晚上 9:30	上床,閱讀一些書籍。
晚上 10:00	關燈睡覺。
晚上 10:00 ～早上 6:00	睡覺。

21 天動起來挑戰

	測試	每日練習	鬆動術
第 1 天	坐下與起立測試	嘗試各種地板坐姿（46~49 頁）： · 盤腿坐姿 · 90/90 坐姿 · 長坐姿 · 單腿抬高坐姿	坐姿大腿後側肌群鬆動術（50 頁） 大腿後側肌群鎖定（51 頁） 開髖（52 頁） 平台鴿子式（52 頁）
第 2 天	閉氣測試	· 練習整天以鼻子呼吸 · 以不同姿勢坐地板 · 先坐後站兩次（209 頁） · 額外加分：嘴巴貼上膠帶	早晨啟動（75 頁） 軀幹鬆動術（76 頁） 胸椎鬆動術 1（77 頁）
第 3 天	沙發測試	· 以不同姿勢坐地板 · 練習整天以鼻子呼吸 · 先坐後站三次（209 頁）	沙發伸展（99 頁） 股四頭肌—大腿鬆動術（100 頁） 額外加分：跪姿／站姿／沙發等長運動（102~103 頁）
第 4 天	每日步數計算	· 以不同姿勢坐地板 · 走 8 千～ 1 萬步 · 嘗試赤腳走路 · 先坐後站四次（209 頁） · 額外加分：負重行走	大腿後側肌群鎖定（51 頁） 沙發伸展（99 頁） 平台鴿子式（52 頁）
第 5 天	評估第一部分：機場掃描儀雙臂高舉測試 第二部分：肩膀旋轉測試	· 以不同姿勢坐地板 · 走 8 千～ 1 萬步 · 練習刻意行走 · 練習整天以鼻子呼吸 · 先坐後站五次（209 頁）	牆壁懸掛（148 頁） 胸椎鬆動術 2（149 頁） 旋轉肌群鬆動術（150 頁） 額外加分：嘗試／練習蠕動式伏地挺身技巧（151 頁）

	測試	每日練習	鬆動術
第 6 天	評估第一部分：800 公克估算 第二部分：蛋白質計算	· 攝取 800 公克的水果與蔬菜 · 攝取個人所需的蛋白質公克數 · 以不同姿勢坐地板 · 走 8 千～1 萬步（走路時練習僅靠鼻子呼吸） · 先坐後站六次（209 頁） · 額外加分：赤腳或負重行走	坐姿大腿後側肌群鬆動術（50 頁） 股四頭肌—大腿鬆動術（100 頁）
第 7 天	深蹲測試	· 攝取 800 公克的水果與蔬菜 · 攝取個人所需的蛋白質公克數 · 以不同姿勢坐地板 · 走 8 千～1 萬步（嘗試每天三餐飯後散步） · 練習整天以鼻子呼吸 · 先坐後站七次（209 頁）	全深蹲停留（210 頁） Tabata 深蹲（210 頁）
第 8 天	第一部分：閉眼單腳站立測試 第二部分：老人平衡測試	· 攝取 800 公克的水果與蔬菜 · 攝取個人所需的蛋白質公克數 · 以不同姿勢坐地板 · 走 8 千～1 萬步 · 練習 Y 字平衡鬆動術（228 頁） · 先坐後站八次（209 頁） · 額外加分：跳繩或彈跳	骨鋸（230 頁） 小腿肌群伸展交叉（230 頁） 玩腳（231 頁）

	測試	每日練習	鬆動術
第9天	計算坐著的時數	・攝取 800 公克的水果與蔬菜 ・攝取個人所需的蛋白質公克數 ・以不同姿勢坐地板 ・走 8 千～ 1 萬步（刻意行走） ・練習平衡遊戲 ・站著工作或動態坐姿累積時間達 30 分鐘 ・練習整天以鼻子呼吸 ・先坐後站九次（209頁） ・額外加分：負重行走	旋轉肌群鬆動術（150頁） 胸椎鬆動術 1（77頁） 額外加分：嘗試／練習蠕動式伏地挺身技巧（151頁）
第10天	計算睡眠時數	・攝取 800 公克的水果與蔬菜 ・攝取個人所需的蛋白質公克數 ・以不同姿勢坐地板 ・走 8 千～ 1 萬步（走路時練習僅靠鼻子呼吸） ・練習平衡遊戲 ・遵循睡眠衛生準則 ・站著工作或動態坐姿累積時間達 40 分鐘 ・先坐後站十次（209頁）	牆壁懸掛（148頁） 軀幹鬆動術（76頁）

	測試	每日練習	鬆動術
第 11 天		· 攝取 800 公克的水果與蔬菜 · 攝取個人所需的蛋白質公克數 · 以不同姿勢坐地板 · 走 8 千～ 1 萬步（嘗試每天三餐飯後散步） · 練習 Y 字平衡鬆動術（228 頁） · 遵循睡眠衛生手則 · 站著工作或動態坐姿累積時間達 50 分鐘 · 先坐後站 11 次（209 頁）	坐姿大腿後側肌群鬆動術（50 頁） 大腿後側肌群鎖定（51 頁） 平台鴿子式（52 頁）
第 12 天		· 攝取 800 公克的水果與蔬菜 · 攝取個人所需的蛋白質公克數 · 以不同姿勢坐地板 · 走 8 千～ 1 萬步（走路時練習僅靠鼻子呼吸） · 練習老人平衡測試（217 頁） · 遵循睡眠衛生守則 · 站著工作或動態坐姿累積時間達一小時 · 先坐後站 12 次（209 頁）	開髖（52 頁） 股四頭肌—大腿鬆動術（100 頁）

	測試	每日練習	鬆動術
第 13 天		· 攝取 800 公克的水果與蔬菜 · 攝取個人所需的蛋白質公克數 · 以不同姿勢坐地板 · 走 8 千～ 1 萬步（刻意行走） · 練習平衡遊戲 · 遵循睡眠衛生守則 · 站著工作或動態坐姿累積時間達 1 小時 10 分鐘 · 先坐後站 13 次（209頁）	沙發伸展（99 頁） 全深蹲停留（210 頁） 平台鴿子式（52 頁）
第 14 天		· 攝取 800 公克的水果與蔬菜 · 攝取個人所需的蛋白質公克數 · 以不同姿勢坐地板 · 走 8 千～ 1 萬步（走路時練習僅靠鼻子呼吸） · 練習 Y 字平衡鬆動術（228 頁） · 遵循睡眠衛生守則 · 站著工作或動態坐姿累積時間達 1 小時 20 分鐘 · 先坐後站 14 次（209頁）	骨鋸（230 頁） 玩腳（231 頁） 小腿肌群伸展交叉（230 頁） Tabata 深蹲（210 頁）

	測試	每日練習	鬆動術
第 15 天		· 攝取 800 公克的水果與蔬菜 · 攝取個人所需的蛋白質公克數 · 以不同姿勢坐地板 · 走 8 千～ 1 萬步（包括部分時間赤腳走路） · 練習平衡遊戲 · 遵循睡眠衛生守則 · 站著工作或動態坐姿累積時間達 1 小時 30 分鐘 · 先坐後站 15 次（209 頁）	胸椎鬆動術 2（149 頁） 牆壁懸掛（148 頁） 額外加分： 嘗試／練習蠕動式伏地挺身技巧（151 頁）
第 16 天		· 攝取 800 公克的水果與蔬菜 · 攝取個人所需的蛋白質公克數 · 以不同姿勢坐地板 · 走 8 千～ 1 萬步（走路時練習僅靠鼻子呼吸） · 練習平衡遊戲 · 遵循睡眠衛生守則 · 站著工作或動態坐姿累積時間達 1 小時 40 分鐘 · 額外加分：跳繩或彈跳 · 先坐後站 16 次（209 頁）	開髖（52 頁） 跪姿／站姿／沙發等長運動（102~103 頁）

	測試	每日練習	鬆動術
第 17 天		· 攝取 800 公克的水果與蔬菜 · 攝取個人所需的蛋白質公克數 · 以不同姿勢坐地板 · 走 8 千～ 1 萬步（嘗試每天三餐飯後散步） · 練習 Y 字平衡鬆動術（228 頁） · 遵循睡眠衛生守則 · 站著工作或動態坐姿累積時間達 1 小時 50 分鐘 · 上班時練習僅用鼻子呼吸 · 先坐後站 17 次（209 頁）	軀幹鬆動術（76 頁） 股四頭肌—大腿鬆動術（100 頁）
第 18 天		· 攝取 800 公克的水果與蔬菜 · 攝取個人所需的蛋白質公克數 · 以不同姿勢坐地板 · 走 8 千～ 1 萬步（刻意行走） · 練習老人平衡測試（217 頁） · 遵循睡眠衛生守則 · 站著工作或動態坐姿累積時間達兩小時 · 上班時練習僅用鼻子呼吸 · 先坐後站 18 次（209 頁）	沙發伸展（99 頁） 骨鋸（230 頁）

	測試	每日練習	鬆動術
第 19 天		· 攝取 800 公克的水果與蔬菜 · 攝取個人所需的蛋白質公克數 · 以不同姿勢坐地板 · 走 8 千～ 1 萬步（刻意行走） · 遵循睡眠衛生守則 · 站著工作或動態坐姿累積時間達 2 小時 10 分鐘 · 上班時練習僅用鼻子呼吸 · 先 坐 後 站 19 次（209頁）	坐姿大腿後側肌群鬆動術（50 頁） 大腿後側肌群鎖定（51頁） 全深蹲停留（210 頁）
第 20 天		· 攝取 800 公克的水果與蔬菜 · 攝取個人所需的蛋白質公克數 · 以不同姿勢坐地板 · 走 8 千～ 1 萬步（刻意行走） · 練習平衡遊戲 · 遵循睡眠衛生守則 · 站著工作或動態坐姿累積時間達 2 小時 20 分鐘 · 上班時練習僅用鼻子呼吸 · 先 坐 後 站 20 次（209頁）	旋轉肌群鬆動術（150頁） 胸椎鬆動術 1 與 2（77頁與 149 頁） 額外加分： 嘗試／練習蠕動式伏地挺身技巧（151 頁）

	測試	每日練習	鬆動術
第 21 天		· 攝取 800 公克的水果與蔬菜 · 攝取個人所需的蛋白質公克數 · 以不同姿勢坐地板 · 走 8 千～1 萬步（刻意行走） · 走路時練習僅靠鼻子呼吸 · 練習 Y 字平衡鬆動術（228 頁） · 遵循睡眠衛生守則 · 站著工作或動態坐姿累積時間達 2 小時 30 分鐘 · 上班時練習僅用鼻子呼吸 · 先坐後站 21 次（209 頁） · 額外加分：負重行走	沙發伸展（99 頁） 全深蹲停留（210 頁） Tabata 深蹲（210 頁）

後記

不要什麼事都不做：運動不需要理由

從開頭到你現在讀到的這一頁，本書的重點一直沒放在運動（也就是有氧耐力與重量訓練計畫）。但是，如果在結尾沒有為這兩種形式的體能活動說一些話，那對於我們的良心實在無法交代。本書十大生命徵象將幫助你打造與維持一個柔韌、強健的身體。若能加入規律運動的話，則可以讓身體更加耐用。運動就像是額外買的保險。

許多讀者早就頻繁且熱衷地從事運動，所以我們真的不需要再宣導運動的好處。事實上，如果你有執行本書的身體練習，特別是走路八千～一萬步的準則，那就算是某種程度的運動了。但無論你處於哪個階段（沒有運動習慣的人或是專業運動員），請繼續

讀下去。我們過去在專業與個人領域學到的健身知識，應該能讓你受益良多。

「生來就要動」的思維

現在絕大多數人都知道勤奮運動能帶來各式健康助益。所以我們不會再強調運動能降低罹患心臟病、糖尿病、部分癌症、憂鬱症與肥胖的風險。你肯定聽過這一切，也知道運動是最好的預防醫學。數以百萬計的人宣稱運動令他們心情愉快，我們也有同感。

大家比較有疑問的地方是應該做多少運動、什麼樣的類型，以及何時何地與是否結伴等。關於運動的建議總是不斷地改變，但根據美國衛生及公共服務部發布的最新「美國民眾體能活動指南」（Physical Activity Guidelines for Americans），成年人每週至少需要 150 分鐘的中等強度有氧運動或 75 分鐘的高強度運動，或是綜合兩者的同等運動量。成年人每週也應該從事至少兩天的肌肉強化活動，強度為中等或更高並涉及各大肌群。如果所有人都遵循這些指南（以及本書的十項身體練習），我們就可以改變世界。但我們也知道，良好的意圖禁不起生活波折。這就是為何我們在指南的清單添加另一條運動原則，就是「總是要做些什麼」，或正如斯匹茲（Dave Spitz）所說，「永遠不要什麼都不做」。

斯匹茲在大學時代是田徑運動員，後來成為投資銀行家。他決定放棄這個金飯碗，轉而接受訓練以參加 2008 年奧運舉重選拔。雖然斯匹茲的奧運夢想落空，但他後來開設了一家聲譽絕佳的訓練會館，並成為極受歡迎的教練。我們在自己的播客節目訪問他時，他特別想澄清一點，那就是健身房老闆並不是整天都在健身

（我們曾開過 CrossFit 健身房，因此非常清楚他在說什麼）。他有事業要經營、員工需要管理，還要照顧三個孩子，一天的時間根本不夠用，無法如他所願地運動。斯匹茲不想用他無法做到的事情折磨自己，相反地，他立下「永遠不要什麼都不做」的座右銘。他每天要求自己至少走一萬步、晚上睡個好覺、吃些蔬菜，然後有空時就訓練。

斯匹茲的座右銘完美契合我們對運動的看法。我們絕對支持規畫行程（24 小時活動安排便是範例，詳見第 275 頁），並且由衷地贊成美國民眾體能活動指南的建議。然而，當你認為自己必須完成某些課表卻有困難時，你可能傾向（應該說非常容易）什麼都不做。如果老闆要求加班，害你錯過皮拉提斯課程，你無奈地聳聳肩，然後回家看電視。你昨晚熬夜，隔天早上起不來，無法參加登山車社團活動，於是你心想「嗯，今天運動機會沒了」。並不是這樣的。你可以散步，做一些活動度與平衡運動，或是跳繩十分鐘也好。不要讓務求完美的心態妨礙你進步。你的身體想要（需要）活動，從這個角度來看，任何活動都是好的。做你能夠做到的，不要什麼都不做。

當我們的小孩還很小、需要花很多時間照顧時，我們同時還要經營兩項事業。那時能吃到一根蛋白棒就不錯了，更不可能有空做重訓。凱利因此發想出一個「以 10 為單位」的原則。每天晚上 10 點，忙完一切事情後，我們會做 10 下引體向上、10 下伏地挺身與 10 次深蹲，不斷重複，直到時間達 10 分鐘。這是我們一天的運動，這樣的標準並不高，但能幫助我們維持體力與身材，等到能夠恢復部分運動與健身訓練時，身體狀態不至於太差。但這僅是其中一小部分好處。我們每晚努力運動 10 分鐘，實際上是為了生活（繁忙工作與以孩子為主的日子）進行訓練。訓練不僅

是為了訓練而做，更是為了生活。

每天多活動

運動能夠改善你的生活，這是最基本的好處。而且在多數情況下，不管你做什麼運動都可以。如果要提具體建議的話，我們會說不妨多做一點肌力訓練。在文化的薰陶下，我們似乎更容易接受跑步、騎自行車與健行等有氧運動，但在採納肌力訓練方面有些落後。這其實很容易做到。買個壺鈴，每天舉，當你覺得變輕鬆了，就逐漸加重。每天做一下伏地挺身，並以此為基礎增加次數。也可以開始負重行走（詳見第 127 頁）或是爬坡運動。

科學證據顯示，受到遺傳基因影響，每個人對於運動的反應都不一樣。有些人在運動過程能夠獲得更多的多巴胺（令人心情愉悅的化學物質），部分人對於運動造成的不適忍受度較低，因此，如果你逃避運動，背後可能是生物學因素在作怪。你在運動方面可能要比其他人努力，包括舉壺鈴、做伏地挺身、爬坡健行、騎室內腳踏車、游泳、打網球、在附近街區慢跑、練習皮拉提斯，或是加入太極拳課程、嘗試倫巴舞、划皮艇、上線上飛輪課程、打籃球、揮動高爾夫球桿與打匹克球等。我們想要說的是，運動的方式有千百種，每個人都可以找到適合自己的項目。請多方嘗試，直到找到自己喜歡（或至少能夠忍受）的運動。重點是多活動身體，因為如同你現在知道的，身體天生就是用來動的！

謝辭

本書的完成仰賴許多人幫助，首先要感謝兩位。第一位是我們的經紀人 Dado Derviskadic，他耐心等待多年，直到我們處於適合的時機與心境撰寫本書。他在過程中展現的遠見、智慧、指導與創意令我們佩服，我們接下來的書寫生涯勢必也會有他的陪伴。謝謝你，Dado，我們賴定你了。

第二位是我們的合作寫手 Daryn Eller，沒有她就沒有這本書。Daryn 將我們對這個主題的滿腔熱情與興奮（常有的狀況），轉化為一本貼近生活、易於理解與閱讀的書籍。整合兩位作者的意見並非易事，她卻能在尊重我們觀點與貢獻的前提下，完美完成這項艱鉅任務。Daryn 自願嘗試本書裡的所有生命徵象，同時針對哪些內容可能對讀者有效（或無效）給出寶貴建議，成就本書今日樣貌。Daryn，你高超的寫作技巧、專業態度與善良性格，讓這段旅程從開始到結束都很美好。這是我們第一次合作，期待未來有更多合作機會，感謝你。

我們也要感謝編輯 Andrew Miller，他細緻入微的觀察力、敏銳的洞察力，以及成為生命徵象受試者的意願，為本書提供許多獨特觀點。人體是宇宙裡最複雜的結構，Josh McKible 卻能畫出精美插畫，將本書抽象的內容化為具體，十分感謝。我們何其幸運能與專業的 Knopf 出版團隊一起工作，包括 Chris Gillespie、Emily Reardon、Sara Eagle、Matthew Sciarappa 與 Tiara Sharma。

特別感謝 Reagan Arthur 信任我們兩人以及我們對於本書的願

景，同時給予全力支持。能夠在 Knopf 的品牌下出書，我們倍感榮幸。也要感謝 Tim O'Connell 一開始就支持與大力宣揚本書。

沒有我們 Ready State 整個團隊的支持，本書也無法完成。這包括 Margaret Garvey、Lisa Schwartz、Dave Beatie、Nicole Jerner、Ben Hardy、Ryan Fredericks、Mike Sloat、Chris Jerard、Kaitlin Lyons，以及 Sean Greenspan 與他的團隊。如果你正在閱讀本書，那是因為他們每日辛勤工作以支持 Ready State 品牌，並在我們自家網站、社群媒體與其他管道大力宣傳此書。他們協助處理許多大小事務，這些工作從未受到更廣大社群的重視與認可。這支小而強大的團隊每天的成果都遠超乎我們意料之外。你們的努力，我們都看到了，非常感謝。

感謝我們的女兒 Georgia 與 Caroline。你們已成為成熟幹練的年輕女性，我們為此感到驕傲。Georgia，謝謝你如此體貼、能幹，很少會有 16 歲小孩為全家煮健康晚餐。Caroline，感謝你經常逗我們笑，提醒我們生活裡有許多值得快樂的事。這本書獻給你們，因為作為父母的我們，如果有做對一件事情的話，那肯定就是教導你們必須不斷地活動。

我們也要謝謝優秀的 EC Synkowski，允許我們在本書推廣「800公克挑戰」。這是一個簡單且聰明的想法，在今日世界（該吃與不該吃什麼食物的資訊不斷變化，甚至彼此矛盾）更顯重要。

感謝友人 Gabby Reece 與 Laird Hamilton 一直以來的支持。

謝謝 Joyce Shulman 屏除健康與健身領域的雜音，直言大家需要動得更多與強化彼此連結，而走路則是實現這些目標的完美方式。

感謝 Stacy Sims，我們很幸運地與你往來多年。這些年來，你總是不吝於給予意見，我們視你為朋友與導師。謝謝你願意支持我們，即便你人遠在紐西蘭，也樂於回答我們的問題。

感謝「身體要你動」的最早範例，茱麗葉的父母 Janet 與 Warren Wiscombe，以及他們各自的伴侶，Ed Lai 與 Helenka Wiscombe。他們是我們見過最健康的 70 歲老人。我們從小就從他們學到，持續維持簡單的健康習慣（其中許多內容可在本書找到），是確保 70 多歲時還能活動自如的秘訣。也要感謝他們幫助我們養育小孩，令我們能夠兼顧父母身分並擁有豐富職涯。

謝謝許多人提供故事、測試、趣聞與靈感給本書，包括 Wes Kitts、Dave Spitz、Chris Hinshaw、Mark Bell、Jesse Burdick、Stan Efferding、Joe DeFranco、Travis Mash、Mike Burgener、Gray Cook 與 Chris Duffin。

也要感謝凱利的父母，Don 與 Hallie Ward。自凱利有記憶以來，他們一直熱衷於參加全球各地的賽事與活動。Don 是一名骨科醫生，Hallie 則是心理學教授，兩人的觀點影響了小時候的凱利。只要走進他們位於科羅拉多山區的家，你就會覺得自己需要更多新鮮空氣與狐群狗黨。他們也是我們認識的人中最早安裝桑拿設備的人。

感謝茱麗葉的哥哥 Tom Wiscombe，以及他的伴侶 Marrikka Trotter。不曉得為什麼我們最終都選擇了創業之路，但能與你們走類似的路是特別的體驗。感謝你們的建議、支持與理解，以及堅持我們第一本書應該命名為《靈活如豹》。

我們擁有難得的友誼，感謝以下這些人在生活中對我們的關愛（排名沒有特定順序，因為大家都很棒）、協助測試古怪的健康想法，且儘管我們事務繁忙、不常聚會，感情卻依然深厚。這些人包括：Soman Chainani、Jim 與 Tricia Lesser、Erin Cafaro、Tim Ferriss、Bill Owens、Matt Vincent、Rich Froning、Jason Khalipa、Margaret Garvey、Mike Norman、Lisa 與 Zach Schwartz、Beth Dorsey 與 Jeff Trauba、Darcy Gomez 與 Chris Young、Adrienne Graf 與 Adam Forest、Diana Kapp 與 David Singer、Robin 與 Chris Donohoe、Brody Reiman 與 Serge Gerlach、Ben 與 Ariel Zvaifler、Jameson 與 Elena Garvey、Alice Tacheny 與 Michael Lynn、Orea Roussis、Anastacia 與 Steve Maggioncalda、Heidi Taglio 與 Michael Hazelrigg、Pam 與 Bernard Lauper、Kelli 與 Brendan Robertson、Kristina 與 John Doxon、Mitra 與 CJ Martin、Matt 與 Tezza Hermann、Allison 與 TJ Belger、Leigh 與 Thad Reichley、Justin 與 Clea Hovey、Levi Leipheimer、Shane Sigle、Jami Tikkanen、John Welbourn、Jen Widerstrom、Rachel Balkovec、Stuart McMillan、Caity 與 Bill Henniger、Kyla Channell 與 Sid Jamotte、Dan Zmolik 與 Maria Quiroga、Rebecca Rusch、Julie Munger 與 Abigail Polsby、Beth Rypins、Sue Norman、Damara Stone、Anik 與 Jay Wild、Kenny Kane、Marc Goddard、Travis Jewett、Kingsley Yew、Danny Matta、Sean McBride、Sue Wyatt、Erica Providenza、Catherine 與 JD Cafaro、Diane Fu、Mark Anderson、Jamie 與 Mary Collie、Christina 與 Eron Kosmowski、Stacy 與 Matthew Perry、Noel Kosiek、Cody West 與 Maija Blaufuss、Emma Bird、Chris Gustavson、Catherine Picard、Carolin Loose、Corby 與 Molly Leith、Gretchen Weber 與 TJ Murphy、Rich 與 Wendy Starrett、Cindy 與 Phil Rach、Natasha Wiscombe、Kristina Lai 與 Justine Okello、Lauren 與 Andy Lai、Kate Courtney，以及 Rory McKernan。

最後，感謝我們的 Ready State 合作夥伴，他們的產品與支持協助我們維持健康、從多次手術中復原，並擁有開心玩樂的工具。這些人包括：YETI 的 Chad Nelson、Momentous 的 Jeff Byers、Plunge 的 Ryan Duey 與 Michael Garrett、Specialized 的 Mike Sinyard、Marc Pro 的 Ryan Heaney、Hyperice 的 Star Sage、Vari 的 Craig Storey 與 Jason McCann，以及 Chili Sleep 的 Todd Youngblood。

參考文獻

前言

"Chronic Back Pain." Health Policy Institute, Georgetown University. https:// hpi.georgetown.edu/backpain.

"Obesity and Overweight." National Center for Health Statistics, Centers for Disease Control and Prevention. www.cdc.gov/nchs/fastats/obesity-overweight.htm.

"Wellness Industry Statistics and Facts." Global Wellness Institute. https:// globalwellnessinstitute.org/press-room/statistics-and-facts.

生命徵象 1：從地板起立與坐下

Adolph, Karen E., Whitney G. Cole, Meghana Komati, et al. "How Do You Learn to Walk? Thousands of Steps and Dozens of Falls per Day." *Psychological Science* 23, no. 11 (2012): 1387–94. DOI: 10.1177/0956797612446346.

Attia, Peter. "Fasting, Metformin, Athletic Performance, and More." *Tim Ferriss Show*, podcast episode #398, November 27, 2019. https://tim.blog/guest/ peter-attia/.

Barbosa Barreto de Brito, Leonardo, Ricardo Rabelo, Sardinha Djalma, et al. "Ability to Sit and Rise from the Floor as a Predictor of All-Cause Mortality." *European Journal of Preventive Cardiology* 21, no. 7 (July 2014): 892–98. DOI: 10.1177/2047487312471759.

Cranz, Galen. *The Chair: Rethinking Culture, Body, and Design*. New York: W. W. Norton, 1998.

Hewes, Gordon W. "World Distribution of Certain Postural Habits." *American Anthropologist* 57, no. 2 (1955): 231–44.

Lieberman, Daniel. *Exercised: The Science of Physical Activity, Rest and Health*.

London: Penguin, 2021.【中譯本《天生不愛動》，甘錫安譯（鷹出版，2021）】

生命徵象 2：輕鬆呼吸

"Breathing into a Paper Bag Can Calm Anxiety Attack." Ask the Doctors, UCLA Health, September 16, 2021. https://connect.uclahealth.org.

Chalaye, Philippe, Philippe Goffaux, Sylvie Lafrenaye, and Serge Marchand. "Respiratory Effects on Experimental Heat Pain and Cardiac Activity." *Pain Medicine* 10, no. 8 (November/December 2009): 1334–40. DOI: 10.1111/j.1526-4637.2009.00681.x.

Dallam, George, Steve McClaran, Daniel Cox, and Carol Foust. "Effect of Nasal Versus Oral Breathing on VO_2max and Physiological Economy in Recreational Runners Following an Extended Period Spent Using Nasally Restricted Breathing." *International Journal of Kinesiology and Sports Science* 6, no. 2 (April 2018): 22–29. DOI: 10.7575/aiac.ijkss.v.6n.2p.22.

Flanell, Michael. "Lifetime Effects of Mouth Breathing." *Orthodontic Practice US*, July 30, 2020. https://orthopracticeus.com.

Hudson, Daisy-May. "Inside the Superhuman World of Wim Hof: The Iceman." *Vice*, video, 39:39, 2015. https://video.vice.com.

Learn, Joshua Rapp. "Science Explains How the Iceman Resists Extreme Cold." *Smithsonian Magazine*, May 22, 2018.

Lundberg, J. O. N., G. Settergren, S. Gelinder, et al. "Inhalation of Nasally Derived Nitric Oxide Modulates Pulmonary Function in Humans." *Acta Physiologica Scandinavica* 158, no. 4 (December 1996): 343–47. DOI: 10.1046/j.1365-201X.1996.557321000.x.

McKeown, Patrick. "Comparing the Oxygen Advantage® and Wim Hof Methods." Oxygen Advantage. Accessed August 27, 2021. https://oxygenadvantage.com/wim-hof.

Mummolo, Stefano., A. Nota, S. Caruso, et al. "Salivary Markers and Microbial Flora in Mouth Breathing Late Adolescents." *BioMed Research International* 8687608 (2018). DOI: 10.1155/2018/8687608.

Nestor, James. Breath: *The New Science of a Lost Art*. New York: Riverhead,

2020.【中譯本《3.3 秒的呼吸奧祕》，謝佩妏譯（大塊，2021）】

O'Hehir, Trisha, and Amy Francis. "Mouth vs. Nasal Breathing." *Dentaltown Magazine*, September 2012. www.dentaltown.com.

Schunemann H. J., J. Dorn, B. J. Grant, et al. "Pulmonary Function Is a Long-Term Predictor of Mortality in the General Population: 29-Year Follow-Up of the Buffalo Health Study." *Chest* 118, no. 3 (September 2000): 656–64. DOI: 10.1378/chest.118.3.656.

Stephen, Michael J. *Breath Taking: The Power, Fragility, and Future of Our Extraordinary Lungs*. New York: Atlantic Monthly Press, 2021. See pp. 19–23. 【簡中譯本《基因、病毒與呼吸》，楊泓譯（中國科學技術出版社，2023）】

Templer, Paul. "Experience: I Was Swallowed by a Hippo." *Guardian*, May 4, 2013.

Templer, Paul. "Hippo Attack Survivor Paul Templer." *Verbal Shenanigans*, podcast episode #43, April 2, 2015. https://verbalshenaniganspodcast. podbean.com.

生命徵象 3：伸展你的髖關節

Lehecka, Bryan J., Jessica Turley, Aaron Stapleton, et al. "The Effects of Gluteal Squeezes Compared to Bilateral Bridges on Gluteal Strength, Power, Endurance, and Girth." *PeerJ* 7 (2019): e7287. DOI: 10.7717/peerj.7287.

生命徵象 4：正確行走

Bassett, David R., Holly R. Wyatt, Helen Thompson, et al. "Pedometer-Measured Physical Activity and Health Behaviors in U.S. Adults." *Medicine and Science in Sports and Exercise* 42, no. 10 (October 2010): 1819–25. DOI: 10.1249/MSS.0b013e3181dc2e54.

Buman, Matthew P., and Abby C. King. "Exercise as a Treatment to Enhance Sleep." *American Journal of Lifestyle Medicine* 4, no. 6 (2010): 500–14. DOI: 10.1177/1559827610375532.

Carter, Sophie, Richard Draijer, Sophie Holder, et al. "Regular Walking Breaks

Prevent the Decline in Cerebral Blood Flow Associated with Prolonged Sitting." *Journal of Applied Physiology* 125, no. 3 (2018): 790–98. DOI: 10.1152/japplphysiol.00310.2018.

Dall, Philippa Margaret, Sarah Lesley Helen Ellis, Brian Martin Ellis, et al. "The Influence of Dog Ownership on Objective Measures of Free-Living Physical Activity and Sedentary Behaviour in Community-Dwelling Older Adults: A Longitudinal Case-Controlled Study." *BMC Public Health* 17, no. 1 (2017): 496. DOI: 10.1186/s12889-017-4422-5.

DiSalvo, David. "Using a Standing Desk Could Give Your Brain a Boost." *Forbes,* January 18, 2016.

Ekelund, Ulf, Jakob Tarp, Morten Fagerland, et al. "Joint Associations of Accelerometer-Measured Physical Activity and Sedentary Time with All-Cause Mortality: A Harmonised Meta-Analysis in More Than 44,000 Middle-Aged and Older Individuals." *British Journal of Sports Medicine* 54 (December 2020): 1499–1506. DOI: 10.1136/bjsports-2020-103270.

GORUCK. "About GORUCK." www.goruck.com.

Heesch, Kristiann C., Yolanda R. van Gellecum, Nicola W. Burton, et al. "Physical Activity, Walking, and Quality of Life in Women with Depressive Symptoms." *American Journal of Preventive Medicine* 48, no. 3 (March 2015): 281–91. DOI: 10.1016/j.amepre.2014.09.030.

Jayedi, Ahmad, Ali Gohari, and Sakineh Shab-Bidar. "Daily Step Count and All-Cause Mortality: A Dose-Response Meta-Analysis of Prospective Cohort Studies." *Sports Medicine* 52, no. 1 (2022): 89–99. DOI: 10.1007/s40279-021-01536-4.

McDowell, C. P., B. R. Gordon, K. L. Andrews, et al. "Associations of Physical Activity with Anxiety Symptoms and Status: Results from the Irish Longitudinal Study on Ageing." *Epidemiology and Psychiatric Sciences* 28, no. 4 (2019): 436–45. DOI: 10.1017/S204579601800001X.

Neighmond, Patti. "Exercising to Ease Pain: Taking Brisk Walks Can Help." NPR, September 23, 2019. www.npr.org.

Neumann, Janice. "Regular Walking Can Help Ease Depression." Reuters Health, January 30, 2015.

O'Keefe, Evan L., and Carl J. Lavie. "A Hunter-Gatherer Exercise Prescription to

Optimize Health and Well-Being in the Modern World." *Journal of Science in Sport and Exercise* 3 (2021): 147–57. DOI: 10.1007/s42978-020-00091-0.

Oppezzo, Marily, and Daniel L Schwartz. "Give Your Ideas Some Legs: The Positive Effect of Walking on Creative Thinking." *Journal of Experimental Psychology: Learning, Memory, and Cognition* 40, no. 4 (2014): 1142–1152.

Patel, Alpa V., Leslie Bernstein, Anusila Deka, et al. "Leisure Time Spent Sitting in Relation to Total Mortality in a Prospective Cohort of US Adults." *American Journal of Epidemiology* 172, no. 4 (August 2010): 419–29. DOI: 10.1093/aje/kwq155.

Polaski, Anna M., Amy L. Phelps, Kimberly A. Szucs, et al. "The Dosing of Aerobic Exercise Therapy on Experimentally-Induced Pain in Healthy Female Participants." *Scientific Reports* 9 (2019): 14842. DOI: 10.1038/s41598-019-51247-0.

Ratey, John. "Why Walking Matters." *Here & Now*, WBUR (Boston), May 19, 2014. www.wbur.org/hereandnow/2014/05/19/why-walking-matters.

Ratey, John. "Exercise Is the Best Medicine for Our Brain." Center for Discovery, YouTube video, 32:59, October 24, 2017. www.youtube.com/watch?v=oTUPSUIAw1c.

"Staying Active." The Nutrition Source, Harvard School of Public Health. www.hsph.harvard.edu/nutritionsource/staying-active.

Stillman, Jessica. "A Neuroscientist Explains Exactly How Awesome Exercise Is for Your Brain." *Inc.*, June 22, 2021. www.inc.com.

Sullivan Bisson, Alycia N., Stephanie A. Robinson, and Margie E. Lachman. "Walk to a Better Night of Sleep: Testing the Relationship Between Physical Activity and Sleep." *Sleep Health* 5, no. 5 (October 2019): 487–94. DOI: 10.1016/j.sleh.2019.06.003.

Uchida, Sunao, Kohei Shioda, Yuko Morita, et al. "Exercise Effects on Sleep Physiology." *Frontiers in Neurology* 3 (April 2012): 48. DOI: 10.3389/fneur.2012.00048.

U.S. Department of Health and Human Services. *Physical Activity and Health: A Report of the Surgeon General*. Atlanta: Centers for Disease Control and

Prevention, 1996. www.cdc.gov/nccdphp/sgr/index.htm.

van Uffelen, Jannique G. Z., Yolanda R. van Gellecum, Nicola W. Burton, et al. "Sitting-Time, Physical Activity, and Depressive Symptoms in Mid-Aged Women." *American Journal of Preventive Medicine* 45, no. 3 (September 2013): 276–81. DOI: 10.1016/j.amepre.2013.04.009.

Wang, Feifei, and Szilvia Boros. "Effects of a Pedometer-Based Walking Intervention on Young Adults' Sleep Quality, Stress and Life Satisfaction: Randomized Controlled Trial." *Journal of Bodywork and Movement Therapies* 24, no 4 (October 2020): 286–92. DOI: 10.1016/j.jbmt.2020.07.011.

Wayman, Erin. "Becoming Human: The Evolution of Walking Upright." *Smithsonian Magazine*, August 6, 2012.

生命徵象 5：保護你的肩頸

Andersen, Lars L., Michael Kjar, Karen Sogaard, et al. "Effect of Two Contrasting Types of Physical Exercise on Chronic Neck Muscle Pain." *Arthritis & Rheumatology* 59, no. 1 (January 2008): 84–91. DOI: 10.1002/art.23256.

DocMorris. "Take Care of Yourself. Doc Morris Christmas Advert 2020." YouTube video, 2:55, December 21, 2020. www.youtube.com/watch?v=-BDq6BQXOWs.

Mortensen, Peter, Anders I. Larsen, Mette K. Zebis, et al. "Lasting Effects of Workplace Strength Training for Neck/Shoulder/Arm Pain Among Laboratory Technicians: Natural Experiment with 3-Year Follow-Up." *Biomed Research International* (2014): 845851. DOI: 10.1155/2014/845851.

生命徵象 6：長壽飲食

"About SWAN." SWAN: Study of Women's Health Across the Nation. www.swanstudy.org/about/about-swan.

Aune, Dagfinn, Edward Giovannucci, Paolo Boffetta, et al. "Fruit and Vegetable Intake and the Risk of Cardiovascular Disease, Total Cancer and All-Cause

Mortality: A Systematic Review and Dose-Response Meta-Analysis of Prospective Studies." *International Journal of Epidemiology* 46, no. 3 (June 2017): 1029–56. DOI: 10.1093/ije/dyw319.

Babault, Nicolas, Christos Paizis, Gaelle Deley, et al. "Pea Proteins Oral Supplementation Promotes Muscle Thickness Gains During Resistance Training: A Double-Blind, Randomized, Placebo-Controlled Clinical Trial vs. Whey Protein." *Journal of the International Society of Sports Nutrition* 12 (2015): 3. DOI: 10.1186/s12970-014-0064-5.

Banaszek, Amy, Jeremy R. Townsend, David Bender, et al. "The Effects of Whey vs. Pea Protein on Physical Adaptations Following 8-Weeks of High-Intensity Functional Training (HIFT): A Pilot Study." *Sports* 7, no. 1 (2019): 12. DOI: 10.3390/sports7010012.

Baum, Jamie I., Il-Young Kim, and Robert R. Wolfe. "Protein Consumption and the Elderly: What Is the Optimal Level of Intake?" *Nutrients* 8, no. 6 (June 2016): 359. DOI: 10.3390/nu8060359.

Carbone, John W., and Stefan M. Pasiakos. "Dietary Protein and Muscle Mass: Translating Science to Application and Health Benefit." *Nutrients* 11, no. 5 (May 2019): 1136. DOI: 10.3390/nu11051136.

"Diabetes Statistics." National Institute of Diabetes and Digestive and Kidney Diseases. www.niddk.nih.gov/health-information/health-statistics/diabetes-statistics.

"Diet Review: Intermittent Fasting for Weight Loss." The Nutrition Source, Harvard School of Public Health. www.hsph.harvard.edu/nutritionsource/healthy-weight/diet-reviews/intermittent-fasting.

Drew, Liam. "Fighting the Inevitability of Ageing." *Nature Outlook* 555 (March 7, 2018). DOI: 10.1038/d41586-018-02479-z.

Easter, Michael. *The Comfort Crisis: Embrace Discomfort to Reclaim Your Wild, Happy, Healthy Self.* New York: Rodale, 2021. 【中譯本《勇闖阿拉斯加 33 天》，謝慈譯（遠流，2023）】

Garcia-Esquinas, Esther, Berna Rahi, Karine Peres, et al. "Consumption of Fruit and Vegetables and Risk of Frailty: A Dose-Response Analysis of 3 Prospective Cohorts of Community-Dwelling Older Adults." *American Journal of Clinical Nutrition* 104, no. 1 (July 2016): 132–42. DOI: 10.3945/

ajcn.115.125781.

Gorissen, Stefan H. M., Julie J. R. Crombag, Joan M. G. Senden, et al. "Protein Content and Amino Acid Composition of Commercially Available Plant-Based Protein Isolates." *Amino Acids* 50, no. 12 (2018): 1685–1695.

Kojima, Narumi, Miji Kim, Kyoko Saito, et al. "Lifestyle-Related Factors Contributing to Decline in Knee Extension Strength Among Elderly Women: A Cross-Sectional and Longitudinal Cohort Study." *PloS ONE* 10, no. 7 (2015): e0132523. DOI: 10.1371/journal.pone.0132523.

Kolata, Gina. "In a Yearlong Study, Scientists Find No Benefit to Time-Restricted Eating." *New York Times*, April 20, 2022.

Liu, Deying, Yan Huang, Chensihan Huang, et al. "Calorie Restriction With or Without Time-Restricted Eating in Weight Loss." *New England Journal of Medicine* 386, no. 16 (April 2022): 1495–1504. DOI: 10.1056/NEJMoa2114833.

Lowe, Dylan A., Nancy Wu, Linnea Rohdin-Bibby, et al. "Effects of Time-Restricted Eating on Weight Loss and Other Metabolic Parameters in Women and Men with Overweight and Obesity: The TREAT Randomized Clinical Trial." *JAMA Internal Medicine* 180, no. 11 (2020): 1491–99. DOI: 10.1001/jamainternmed.2020.4153.

McCall, Pete. "9 Things to Know About How the Body Uses Protein to Repair Muscle Tissue." ACE, March 5, 2018. www.acefitness.org/education-and-resources/professional/expert-articles/6960.

Merono, Tomas, Raul Zamora-Ros, Nicole Hidalgo-Liberona, et al. "Animal Protein Intake Is Inversely Associated with Mortality in Older Adults: The InCHIANTI Study." *Journals of Gerontology (Series A): Medical Sciences* 20, no. 20 (2022): glab334. DOI: 10.1093/gerona/glab334.

"Micronutrients for Health." Micronutrient Information Center, Linus Pauling Institute, Oregon State University. https://lpi.oregonstate.edu/mic.

Morell, P., and S. Fiszman. "Revisiting the Role of Protein-Induced Satiation and Satiety." *Food Hydrocolloids* 68 (July 2017): 199–210. DOI: 10.1016/j.foodhyd.2016.08.003.

Neacsu, Madalina, Claire Fyfe, Graham Horgan, and Alexandra M. Johnstone. "Appetite Control and Biomarkers of Satiety with Vegetarian (Soy) and Meat-

Based High-Protein Diets for Weight Loss in Obese Men: A Randomized Crossover Trial." *American Journal of Clinical Nutrition* 100, no. 2 (August 2014): 548–58. DOI: 10.3945/ajcn.113.077503.

"Preserve Your Muscle Mass." Harvard Health Publishing, February 19, 2016. www.health.harvard.edu/staying-healthy/preserve-your-muscle-mass.

Putra, Christianto, Nicolai Konow, Matthew Gage, et al. "Protein Source and Muscle Health in Older Adults: A Literature Review." *Nutrients* 13, no. 3 (February 2021): 743. DOI: 10.3390/nu13030743.

Synkowski, EC. "The 800gChallenge." Optimize Me Nutrition. https://optimizemenutrition.com/800g.

Tomey, Kristin M., MaryFran R. Sowers, Carolyn Crandall, et al. "Dietary Intake Related to Prevalent Functional Limitations in Midlife Women." *American Journal of Epidemiology* 167, no. 8 (April 2008): 935–43. DOI: 10.1093/aje/kwm397.

Webb, Densie. "Protein for Fitness: Age Demands Greater Protein Needs." *Today's Dietitian* 17, no. 4 (April 2015): 16. www.todaysdietitian.com.

特別章節：如何因應受傷

Dubois, Blaise, and Jean-Francois Esculier. "Soft-Tissue Injuries Simply Need PEACE and LOVE." *British Journal of Sports Medicine* 54, no. 2 (2020): 72–73.

Kawashima, Masato, Noriaki Kawanishi, Takaki Tominaga, et al. "Icing after Eccentric Contraction-Induced Muscle Damage Perturbs the Disappearance of Necrotic Muscle Fibers and Phenotypic Dynamics of Macrophages in Mice." *Journal of Applied Physiology* (1985) 130, no. 5 (2021): 1410–1420.

St. Sauver, Jennifer L., David O. Warner, Barbara P. Yawn, et al. "Why Patients Visit Their Doctors: Assessing the Most Prevalent Conditions in a Defined American Population." *Mayo Clinic Proceedings* 88, no. 1 (2013): 56–67.

生命徵象 7：深蹲就對了！

Bhattacharya, Sudip, Vijay Chattu, and Amarjeet Singh. "Health Promotion and

Prevention of Bowel Disorders Through Toilet Designs: A Myth or Reality?" *Journal of Education and Health Promotion* 8 (2019): 40. DOI: 10.4103/jehp.jehp_198_18.

Hof, Wim. "Cold Therapy." Wim Hof Method. www.wimhofmethod.com/cold-therapy.

Hof, Wim. *The Wim Hof Method: Activate Your Full Human Potential.* Boulder, CO: Sounds True, 2020.

Laukkanen, Jari A., Tanjaniina Laukkanen, and Setor K. Kunutsor. "Cardiovascular and Other Health Benefits of Sauna Bathing: A Review of the Evidence." *Mayo Clinic Proceedings* 93, no. 8 (August 2018): 1111–21. DOI: 10.1016/j.mayocp.2018.04.008.

Machado, Aryane Flauzino, Paulo Henrique Ferreira, Jessica Kirsch Micheletti, et al. "Can Water Temperature and Immersion Time Influence the Effect of Cold Water Immersion on Muscle Soreness? A Systematic Review and Meta-Analysis." *Sports Medicine* 46, no. 4 (April 2016): 503–14. DOI: 10.1007/s40279-015-0431-7.

Nevitt, Michael C., Ling Xu, Yuqing Zhang, et al. "Very Low Prevalence of Hip Osteoarthritis Among Chinese Elderly in Beijing, China, Compared with Whites in the United States: The Beijing Osteoarthritis Study." *Arthritis and Rheumatism* 46, no. 7 (July 2002): 1773–79. DOI: 10.1002/art.10332.

Zhang, Sarah. "Why Can't Everyone Do the 'Asian Squat'?" *Atlantic*, March 16, 2018.

生命徵象 8：找到你的平衡

Cho, HyeYoung, Michel J. H. Heijnen, Bruce A. Craig, and Shirley Rietdyk. "Falls in Young Adults: The Effect of Sex, Physical Activity, and Prescription Medications." *PloS ONE* 16, no. 4 (2021): e0250360. DOI: 10.1371/journal.pone.0250360.

Colledge, N. R., P. Cantley, I. Peaston, et al. "Ageing and Balance: The Measurement of Spontaneous Sway by Posturography." *Gerontology* 40, no. 5 (1994): 273–78. DOI: 10.1159/000213596.

El-Khoury, Fabienne, Bernard Cassou, Marie-Aline Charles, and Patricia

Dargent-Molina. "The Effect of Fall Prevention Exercise Programmes on Fall Induced Injuries in Community Dwelling Older Adults: Systematic Review and Meta-Analysis of Randomised Controlled Trials." *BMJ* 347, no. 7934 (2013): f6234. DOI: 10.1136/bmj.f6234.

Ferlinc, Ana, Ester Fabiani, Tomaz Velnar, and Lidija Gradisnik. "The Importance and Role of Proprioception in the Elderly: A Short Review." *Materia Socio-Medica* 31, no. 3 (September 2019): 219–21. DOI: 10.5455/msm.2019.31.219-221.

Hrysomallis, Con. "Relationship Between Balance Ability, Training and Sports Injury Risk." *Sports Medicine* 37, no. 6 (2007): 547–56. DOI: 10.2165/00007256-200737060-00007.

James, Melissa K., Mauricia C. Victor, Syed M. Saghir, and Patricia A. Gentile. "Characterization of Fall Patients: Does Age Matter?" *Journal of Safety Research* 64 (February 2018): 83–92. DOI: 10.1016/j.jsr.2017.12.010.

"Keep on Your Feet—Preventing Older Adult Falls." Injury Center, Centers for Disease Control and Prevention. www.cdc.gov/injury/features/older-adult-falls.

Myers, Dan. "This 'Die Hard' Relaxation Hack Is Actually Brilliant." *Active Times*, July 17, 2018. www.theactivetimes.com.

Petrella, R. J., P. J. Lattanzio, and M. G. Nelson. "Effect of Age and Activity on Knee Joint Proprioception." *American Journal of Physical Medicine & Rehabilitation* 76, no. 3 (May 1997): 235–41. DOI: 10.1097/00002060-199705000-00015.

Ribeiro, Fernando, and Jose Oliveira. "Aging Effects on Joint Proprioception: The Role of Physical Activity in Proprioception Preservation." *European Review of Aging and Physical Activity* 4 (2007): 71–76. DOI: 10.1007/s11556-007-0026-x.

Sherrington, Catherine, Nicola Fairhall, Wing Kwok, et al. "Evidence on Physical Activity and Falls Prevention for People Aged 65+ Years: Systematic Review to Inform the WHO Guidelines on Physical Activity and Sedentary Behaviour." *International Journal of Behavioral Nutrition and Physical Activity* 17 (2020): 144. DOI: 10.1186/s12966-020-01041-3.

Tsang, William W. N., and Christina W. Y. Hui-Chan. "Effects of Tai Chi on

Joint Proprioception and Stability Limits in Elderly Subjects." *Medicine and Science in Sports and Exercise* 35, no. 12 (December 2003): 1962–71. DOI: 10.1249/01.MSS.0000099110.17311.A2.

Tucker, Larry A., J. Eric Strong, James D. LeCheminant, and Bruce W. Bailey. "Effect of Two Jumping Programs on Hip Bone Mineral Density in Premenopausal Women: A Randomized Controlled Trial." *American Journal of Health Promotion* 29, no. 3 (January 2015): 158–64. DOI: 10.4278/ ajhp.130430-QUAN-200.

Weiss, Audrey J., Lawrence D. Reid, and Marguerite L. Barrett. "Overview of Emergency Department Visits Related to Injuries, by Cause of Injury, 2017." Statistical Brief #266, Healthcare Cost and Utilization Project, Agency for Healthcare Research and Quality, U.S. Department of Health and Human Services, November 2020. www.hcup-us.ahrq.gov.

生命徵象 9：打造活動量充足的環境

Agarwal, Shuchi, Craig Steinmaus, and Carisa Harris-Adamson. "Sit-Stand Workstations and Impact on Low Back Discomfort: A Systematic Review and Meta-Analysis." *Ergonomics* 61, no. 4 (2018): 538–52. DOI: 10.1080/00140139.2017.1402960.

"Americans Sit Almost 10 Hours a Day (On Average)." Get America Standing. https://getamericastanding.org.

Blake, Jamilia J., Mark E. Benden, and Monica L. Wendel. "Using Stand/Sit Workstations in Classrooms: Lessons Learned from a Pilot Study in Texas." *Journal of Public Health Management and Practice* 18, no. 5 (September/ October 2012): 412–15. DOI: 10.1097/PHH.0b013e3182215048.

Bontrup, Carolin, William R. Taylor, Michael Fliesser, et al. "Low Back Pain and Its Relationship with Sitting Behaviour Among Sedentary Office Workers." *Applied Ergonomics* 81 (2019): 102894. DOI: 10.1016/ j.apergo.2019.102894.

Crespo, Noe C., Sarah L. Mullane, Zachary S. Zeigler, et al. "Effects of Standing and Light-Intensity Walking and Cycling on 24-h Glucose." *Medicine and Science in Sports and Exercise* 48, no. 12 (December 2016): 2503–11. DOI:

10.1249/MSS.0000000000001062.

Dornhecker, Marianela, Jamilia J. Blake, Mark Benden, et al. "The Effect of Stand-Biased Desks on Academic Engagement: An Exploratory Study." *International Journal of Health Promotion and Education* 53, no. 5 (April 2015): 271–80. DOI: 10.1080/14635240.2015.1029641.

Dunstan, David W., Shilpa Dogra, Sophie E. Carter, and Neville Owen. "Sit Less and Move More for Cardiovascular Health: Emerging Insights and Opportunities." *Nature Reviews Cardiology* 18 (September 2021): 637–48. DOI: 10.1038/s41569-021-00547-y.

Garrett, Gregory, Mark Benden, Ranjana Mehta, et al. "Call Center Productivity Over 6 Months Following a Standing Desk Intervention." *IIE Transactions on Occupational Ergonomics and Human Factors* 4, no. 2–3 (2016): 188–95. DOI: 10.1080/21577323.2016.1183534.

Harrell, Eben. "How 1% Performance Improvements Led to Olympic Gold." *Harvard Business Review*, October 30, 2015.

Koepp, Gabriel A., Graham K. Moore, and James A. Levine. "Chair-Based Fidgeting and Energy Expenditure." *BMJ Open Sport & Exercise Medicine* 2, no. 1 (2016): e000152–e000152.

Levine, James A. *Get Up! Why Your Chair Is Killing You and What You Can Do About It.* New York: Palgrave Macmillan, 2014. 【中譯本《動起來，拒絕坐以待斃！》，張國儀譯（悅知，2015）】

Levine, James A., Sara J. Schleusner, and Michael D. Jensen. "Energy Expenditure of Nonexercise Activity." *American Journal of Clinical Nutrition* 72, no. 6 (December 2000): 1451–54. DOI: 10.1093/ajcn/72.6.1451.

Ma, Jiameng, Dongmei Ma, Zhi Li, and Hyunshik Kim. "Effects of a Workplace Sit-Stand Desk Intervention on Health and Productivity." *International Journal of Environmental Research and Public Health* 18 (2021): 11604. DOI: 10.3390/ijerph182111604.

Mehta, Ranjana K., Ashley E. Shortz, Mark E. Benden. "Standing Up for Learning: A Pilot Investigation on the Neurocognitive Benefits of Stand-Biased School Desks." *International Journal of Environmental Research and Public Health* 13 (2015): 0059. DOI: 10.3390/ijerph13010059.

Shive, Holly. "Standing Desks—From Bright Idea to Successful Business

Venture." *Vital Record*, Texas A&M Health, January 21, 2014. https://vitalrecord.tamhsc.edu.

Swartz, Ann M., Nathan R. Tokarek, Scott J. Strath, et al. "Attentiveness and Fidgeting While Using a Stand-Biased Desk in Elementary School Children." *International Journal of Environmental Research and Public Health* 17 (2020): 3976. DOI: 10.3390/ijerph17113976.

Ussery, Emily N., Geoffrey P. Whitfield, Janet E. Fulton, et al. "Trends in Self-Reported Sitting Time by Physical Activity Levels Among US Adults, NHANES 2007/2008–2017/2018." *Journal of Physical Activity and Health* 18 (2021): S74–S83. DOI: 10.1123/jpah.2021-0221.

Vlahos, James. "Is Sitting a Lethal Activity?" *New York Times*, April 14, 2011.

Wick, Katharina, Oliver Faude, Susanne Manes, et al. "I Can Stand Learning: A Controlled Pilot Intervention Study on the Effects of Increased Standing Time on Cognitive Function in Primary School Children." *International Journal of Environmental Research and Public Health* 15 (2018): 356. DOI: 10.3390/ijerph15020356.

Winkler, Elisabeth A. H., Sebastien Chastin, Elizabeth G. Eakin, et al. "Cardiometabolic Impact of Changing Sitting, Standing, and Stepping in the Workplace." *Medicine and Science in Sports and Exercise* 50, no. 3 (March 2018): 516–24. DOI: 10.1249/MSS.0000000000001453.

Zeigler, Zachary S., Sarah L. Mullane, Noe C. Crespo, et al. "Effects of Standing and Light-Intensity Activity on Ambulatory Blood Pressure." *Medicine and Science in Sports and Exercise* 48, no. 2 (February2016): 175–81. DOI: 10.1249/MSS.0000000000000754.

生命徵象 10：發揮你的超能力：睡眠

Baker, Peter. "The Mellowing of William Jefferson Clinton." *New York Times Magazine*, May 26, 2009.

Carey, Benedict. "Why It Hurts to Lose Sleep." *New York Times*, January 28, 2019.

Chattu, Vijay Kumar, Dilshad Manzar, Soosanna Kumary, et al. "The Global Problem of Insufficient Sleep and Its Serious Public Health Implications."

Healthcare 7, no. 1 (2019): 1. DOI: 10.3390/healthcare7010001.

Chaput, Jean-Philippe, Jean-Pierre Despres, Claude Bouchard, et al. "Short Sleep Duration Is Associated with Reduced Leptin Levels and Increased Adiposity: Results from the Quebec Family Study." *Obesity* 15, no. 1 (2007): 253–261.

Cohen, Sheldon, William J. Doyle, Cuneyt M. Alper, et al. "Sleep Habits and Susceptibility to the Common Cold." *Archives of Internal Medicine* 169, no. 1 (2009): 62–67. DOI: 10.1001/archinternmed.2008.505.

Drake, Christopher, Timothy Roehrs, John Shambroom, and Thomas Roth. "Caffeine Effects on Sleep Taken 0, 3, or 6 Hours Before Going to Bed." *Journal of Clinical Sleep Medicine* 9, no. 11 (November 2013): 1195–1200. DOI: 10.5664/jcsm.3170.

Fenton, S., T. L. Burrows, J. A. Skinner, and M. J. Duncan. "The Influence of Sleep Health on Dietary Intake: A Systematic Review and Meta-Analysis of Intervention Studies." *Journal of Human Nutrition and Dietetics* 34, no. 2 (April 2021): 273–85. DOI: 10.1111/jhn.12813.

Hafner, Marco, Martin Stepanek, Jirka Taylor, et al. "Why Sleep Matters—The Economic Costs of Insufficient Sleep: A Cross-Country Comparative Analysis." *Rand Health Quarterly* 6, no. 4 (2017): 11.

Hanlon, Erin C., Esra Tasali, Rachel Leproult, et al. "Sleep Restriction Enhances the Daily Rhythm of Circulating Levels of Endocannabinoid 2-Arachidonoylglycerol." *Sleep* 39, no. 3 (March 2016): 653–64. DOI: 10.5665/sleep.5546.

Huang, Baozhen, Yanlin Niu, Weiguo Zhao, et al. "Reduced Sleep in the Week Prior to Diagnosis of COVID-19 Is Associated with the Severity of COVID-19." *Nature and Science of Sleep* 12 (2020): 999–1007. DOI: 10.2147/NSS.S263488.

Krause, Adam J., Aric A. Prather, Tor D. Wager, et al. "The Pain of Sleep Loss: A Brain Characterization in Humans." *Journal of Neuroscience* 39, no. 12 (March 2019): 2291–2300. DOI: 10.1523/JNEUROSCI.2408-18.2018.

Leary, Eileen B., Kathleen T. Watson, Sonia Ancoli-Israel, et al. "Association of Rapid Eye Movement Sleep with Mortality in Middle-Aged and Older Adults." *JAMA Neurology* 77, no. 10 (2020): 1241–51. DOI: 10.1001/

jamaneurol.2020.2108.

Pacheco, Danielle. "Sleep and Blood Glucose Levels." Sleep Foundation, April 21, 2022. www.sleepfoundation.org/physical-health/sleep-and-blood-glucose-levels.

Prather, Aric A., Denise Janicki-Deverts, Martica H. Hall, and Sheldon Cohen. "Behaviorally Assessed Sleep and Susceptibility to the Common Cold." *Sleep* 38, no. 9 (September 2015): 1353–59. DOI: 10.5665/sleep.4968.

Spaeth, Andrea M., David F. Dinges, and Namni Goel. "Effects of Experimental Sleep Restriction on Weight Gain, Caloric Intake, and Meal Timing in Healthy Adults." *Sleep* 36, no. 7 (July 2013): 981–90. DOI: 10.5665/sleep.2792.

St. Hilaire, Melissa A., Melanie Ruger, Federico Fratelli, et al. "Modeling Neurocognitive Decline and Recovery During Repeated Cycles of Extended Sleep and Chronic Sleep Deficiency." *Sleep* 40, no. 1 (January 2017). DOI: 10.1093/sleep/zsw009.

Suni, Eric. "How Sleep Deprivation Affects Your Heart." Sleep Foundation, April 1, 2022. www.sleepfoundation.org/sleep-deprivation/how-sleep-deprivation-affects-your-heart.

Suni, Eric. "Melatonin and Sleep." Sleep Foundation, April 8, 2022. www.sleepfoundation.org/melatonin.

Suni, Eric. "Sleep Statistics." Sleep Foundation, May 13, 2022. www.sleepfoundation.org/how-sleep-works/sleep-facts-statistics.

Van Deusen, Mark. "Physiological Effects of Alcohol Through the Lens of WHOOP." WHOOP, October 16, 2020. www.whoop.com/thelocker/alcohol-affects-body-hrv-sleep.

後記：不要什麼事都不做：運動不需要理由

American Physiological Society (APS). "Hate Exercise? It May Be in Your Genes." ScienceDaily, November 4, 2016. www.sciencedaily.com.

U.S. Department of Health and Human Services. *Physical Activity Guidelines for Americans.* 2nd ed. Washington, D.C.: U.S. Department of Health and Human Services, 2018, p. 8. https://health.gov/sites/default/files/2019-09/

Physical_Activity_Guidelines_2nd_edition.pdf

"Walking: Why Walk? Why Not!" Physical Activity Initiatives, Centers for Disease Control and Prevention. www.cdc.gov/physicalactivity/walking.

翻譯名詞表

5 畫以下	
Whole30	30 天全食療法
XPT (Extreme Performance Training)	XPT 訓練
CO₂ tolerance	二氧化碳耐受度
mechanical efficiency	力學效率
The Atlantic	大西洋（雜誌）
Hamstring Lockouts	大腿後側肌群鎖定
Endocannabinoids (eCBs)	內源性大麻素
pickleball	匹克球
Ivan Pavlov	巴夫洛夫
5 畫	
metabolic equivalent (MET)	代謝當量
metabolic flexibility	代謝靈活性
Dean Karnazes	卡納西斯
Tetrahydrocannabinol (THC)	四氫大麻酚
ibuprofen	布洛芬
Dave Brailsford	布雷斯福
Elevated Pigeon	平台鴿子式
Mark Benden	本登
proprioception	本體感覺
proprioceptive neuromuscular facilitation (PNF)	本體感覺神經肌肉促進術
Joseph Pilates	皮拉提斯

Michael Easter	伊斯特
6 畫	
Gordon Hewes	休斯
full squat/deep squat	全深蹲
Global Wellness Institute	全球健康協會
Wim Hof Method	冰人呼吸法
anabolic window	合成代謝窗口
Nic Gill	吉爾
Prozac	百憂解
Gabe Mirkin	米爾金
intercostal muscle	肋間肌肉
B.K.S. Iyengar	艾揚格
hemoglobin	血紅素
serotonin	血清素
Western University	西安大略大學
Stacy Sims	西姆斯
7 畫	
Floyd Mayweather	佛洛伊德・梅威瑟
Framingham Heart Study	佛萊明罕心臟研究
Galen Cranz	克蘭茲
frozen shoulder	冷凍肩
Ritalin	利他能
Bob Licht	利希特
Liverpool John Moores University	利物浦約翰摩爾斯大學
ischial tuberosity	坐骨粗隆
Hippocrates	希波克拉底

Namib Desert	非洲納米比沙漠
9 畫	
protraction	前伸
vestibular system	前庭系統
StandUp Kids	孩童站起來
posterior chain	後側鏈
homeostatic sleep-wake drive	恆定系統裡的睡眠—清醒驅力
Dem Bones	枯乾的骸骨（歌名）
Al Roker	洛克
Christian Bohr	玻爾
Colorado State University	科羅拉多州立大學
Physical Activity Guidelines for Americans	美國民眾體能活動指南
Study of Women's Health Across the Nation (SWAN)	美國全國婦女健康研究
America on the Move	美國活動度調查（2010 年發表）
Blue Angels	美國海軍藍天使特技飛行隊
Centers for Disease Control and Prevention	美國疾病管制與預防中心
American Cancer Society	美國癌症協會
British Journal of Sports Medicine	英國運動醫學雜誌
rucking	負重行走
Keith Diaz	迪亞茲
Wayne State University	韋恩州立大學
Wes Kitts	韋斯・基慈
banana back	香蕉背
Wichita State University	威奇塔州立大學

10 畫	
Paleo	原始人飲食法
Stan Efferding	埃弗汀
Gray Cook	庫克
sea squirt	海鞘
hypoxic training	缺氧訓練
T-Spine	胸椎
vagus nerve	迷走神經
labyrinth	迷路（內耳構造）
ghrelin	飢餓素
Travis Mash	馬許
Maastricht University	馬斯垂克大學
Mapuche	馬普切原住民
pelvic floor dysfunction	骨盆底功能障礙
11 畫	
active seating	動態坐椅
dynamic apnea training	動態閉氣訓練
International Journal of Epidemiology	國際流行病學雜誌
LDN	執照營養師
Eliud Kipchoge	基普喬蓋
reference foot position	基準足部位置
Normal Accident Theory	常態事故理論
Conor McGregor	康納‧麥葛瑞格
Rotator Cuff	旋轉肌群
circadian rhythm	晝夜節律
Mayo Clinic	梅約診所

Phillip Beach	畢奇
isothiocyanates	異硫氰酸酯
Toni Morrison	莫里森
lacrosse ball	袋棍球
phenolic acids	酚酸
wilding	野化
Body Oxygen Level Test (BOLT)	閉氣測試
Patrick McKeown	麥基翁
James Levine	勒凡
12-15 畫	
Jason McCarthy	傑森・麥卡錫
Joyce Shulman	喬伊斯・舒爾曼
Health Policy Institute at Georgetown University	喬治城大學健康政策研究所
One-Leg-Up Sitting	單腿抬高坐姿
Futaleufú River	富塔萊烏富河
Dave Spitz	斯匹茲
Purdue University	普渡大學
vertebrae	椎骨
Michael Phelps	菲爾普斯
Tim Ferriss	費里斯
Moshé Feldenkrais	費登奎斯
Joe de Sena	塞納
The New England Journal of Medicine	新英格蘭醫學期刊
pranayama	瑜伽調息法
John Ratey	瑞提

endorphin	腦內啡
brain-derived neurotrophic factor	腦源性神經營養因子
quadratus lumborum	腰方肌
psoas	腰肌
heel cord	腳跟腱
glucose challenge test	葡萄糖耐量測試
theater sign	電影院症狀
Laird Hamilton	漢彌爾頓
Sleep Foundation	睡眠基金會
sleep hygiene	睡眠衛生
Mundaca rapid	蒙達卡激流
CNS	認證營養專家
Gabrielle Reece	嘉柏麗
Texas A&M University	德州農工大學
15 畫以上	
Joe DeFranco	德弗蘭科
exposure therapy	暴露療法
European Journal of Preventive Cardiology	歐洲預防心臟病學期刊
leptin	瘦體素
Cross-Legged Sitting	盤腿坐姿
box breathing	箱式呼吸法
ankle dorsiflexion	踝關節背屈
Rube Goldberg	魯布‧戈德堡
Luddite	盧德主義者
Daisy Ridley	黛西‧蕾德莉

Breathing spaciously	擴張呼吸
text neck	簡訊頸
Jean Anthelme Brillat-Savarin	薩瓦蘭
Ball of Foot	蹠骨球
referred pain	轉移痛
bilateral bridges	雙腳橋式
Ida Rolf	羅夫
Nicholas Romanov	羅曼諾夫
Paul Templer	譚普勒
Aggregation of Marginal Gains Theory	邊際效益總和理論
iliacus	髂肌
hip flexor	髖屈肌
hip crease	髖前皺褶
hip socket	髖關節窩
hip capsule	髖關節囊

better 84

身體要你動：十項自我檢測和提升訓練，找回你該有的靈活和健康

Built to Move: The Ten Essential Habits to Help You Move Freely and Live Fully

作者／凱利．史達雷（Kelly Starrett）、茱麗葉．史達雷（Juliet Starrett）
譯者／鄭勝得
全書設計／林宜賢
校對／魏秋綢
責任編輯／賴書亞
總編輯／賴淑玲
出版／大家出版／遠足文化事業股份有限公司
發行／遠足文化事業股份有限公司（讀書共和國出版集團）
地址／231 新北市新店區民權路 108-2 號 9 樓
客服專線／0800-221-029
傳真／02-2218-8057
郵撥帳號／19504465
戶名／遠足文化事業股份有限公司
法律顧問／華洋國際專利商標事務所 蘇文生律師
定價／650 元
初版一刷／2024 年 10 月
ISBN／978-626-7561-14-0（平裝）

國家圖書館出版品預行編目 (CIP) 資料

身體要你動：十項自我檢測和提升訓練，找回你該有的靈活和健康 / 凱利 . 史達雷 (Kelly Starrett), 茱麗葉 . 史達雷 (Juliet Starrett) 作；鄭勝得譯 . -- 初版 . -- 新北市：大家出版，遠足文化事業股份有限公司，2024.10
　面；　公分 . -- (better；84)
譯自：Built to move : the ten essential habits to help you move freely and live fully
ISBN 978-626-7561-14-0(平裝)

1.CST: 運動訓練 2.CST: 運動健康 3.CST: 健康法

411.7　　　　　　　　　　　　　　　　　　　113014382